見る 診る 語る

呼吸器画像診断のコツ

編集：酒井文和

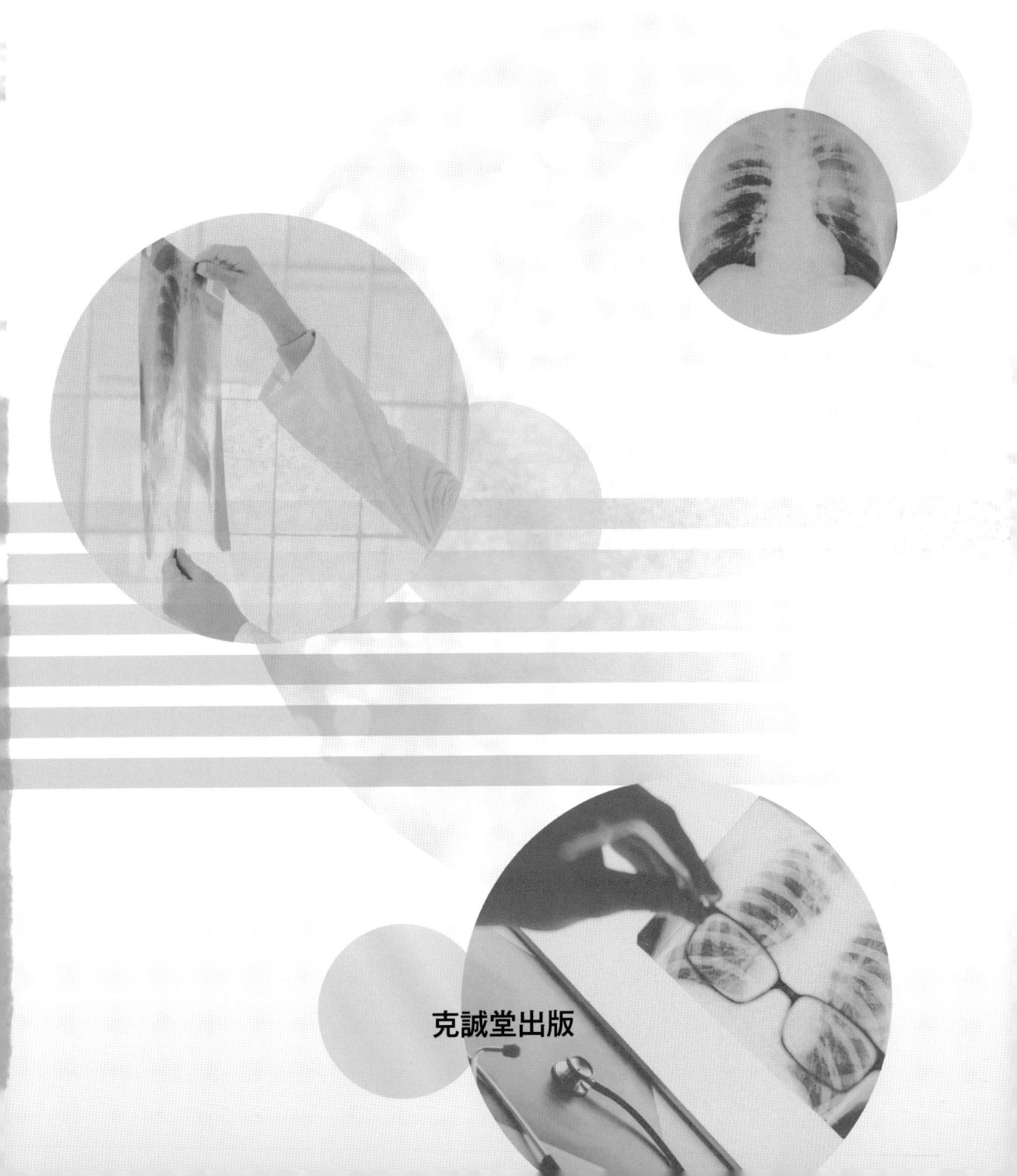

克誠堂出版

編　集

酒井文和　　埼玉医科大学国際医療センター画像診断科

執筆者（執筆順）

齋藤尚子　　埼玉医科大学国際医療センター画像診断科
酒井　修　　ボストン大学ボストンメディカルセンター放射線科
酒井文和　　埼玉医科大学国際医療センター画像診断科
原　眞咲　　名古屋市立西部医療センター中央放射線部
小澤良之　　名古屋市立大学大学院放射線医学分野
佐土原順子　久留米大学医学部放射線医学講座
藤本公則　　久留米大学医学部放射線医学講座
高橋雅士　　友仁山崎病院放射線科
井上修平　　国立病院機構滋賀病院呼吸器外科
田中伸幸　　済生会山口総合病院放射線科
松山直弘　　日本赤十字社長崎原爆病院放射線科
芦澤和人　　長崎大学大学院医歯薬学総合研究科臨床腫瘍学分野
川上健司　　長崎川棚医療センター呼吸器科
上谷雅孝　　長崎大学大学院医歯薬学総合研究科放射線診断治療学
楊川哲代　　がん・感染症センター都立駒込病院放射線診療科（診断部門）
高木康伸　　がん・感染症センター都立駒込病院放射線診療科（診断部門）
審良正則　　近畿中央胸部疾患センター放射線科
野間恵之　　天理よろづ相談所病院放射線科
田口善夫　　天理よろづ相談所病院呼吸器内科
小橋陽一郎　天理よろづ相談所病院病理
澄川裕充　　大阪労災病院放射線科
遠藤正浩　　静岡県立静岡がんセンター画像診断科
内藤立暁　　静岡県立静岡がんセンター呼吸器内科
剱持広知　　静岡県立静岡がんセンター呼吸器内科
楠本昌彦　　国立がん研究センター東病院放射線診断科
坂井修二　　東京女子医科大学画像診断学・核医学講座
加藤勝也　　川崎医科大学附属川崎病院放射線科

序　文

　的確な画像診断による鑑別は，疾患の診断や治療手段の選択，外科手術のプランニングなどに極めて重要であり，その有用性は大きい。疾患により，画像診断による鑑別が極めて有用な状況もあるが，所見が非特異的で鑑別にはあまり役立たない場合もある。画像診断にあたる医師は，正確な鑑別診断のために1）詳細な局所解剖学的知識をもち病変の解剖学的局在をできるだけ詳しく把握する，2）病変の内部構造をよりよく描出し，病変に質的診断を可能な限り行う，3）正確な鑑別診断を挙げる，などが重要になる。しかし，画像所見は，非特異的なものにすぎないことがあり，画像診断にあたる医師は，これらの画像診断の限界に十分精通する必要がある。

　今回の企画においては，画像診断のプロの先生方に，上記にかかわる問題について，なるべく詳しくかつ正確なところを「本音で」記載していただくことにした。具体的には，画像診断医は画像診断所見の拾い上げを行う際にどのような点に着目し，どのような点を重視するのか？　またどのような臨床所見の着目するのか？　画像所見はどの程度特異的であり，画像所見のみからかなりのことが言えるのか？　あるいは画像所見は非特異的で画像所見のみによる鑑別はむずかしいのか？　そのような場合は，どのような臨床所見やほかの臨床検査に最終的な鑑別を求めるのか？　などを記載していただくようにした。画像診断の論文や教科書の中には，画像のみによってかなりのことが判断できるような記載も往々にしてみられるが，所見の多くは非特異的であり，画像所見によってどこまで絞り込み，臨床症状やその他の検査所見の力をどの程度借りる必要があるのか，プロの先生方の本音を記載いただくようにお願いしている。記載にあたっては，いくつかのよく遭遇するシナリオやclinical questionを設定し，なるべく具体的に示していただいた。これらの記載が，日常の臨床に役立つことを希望している。

埼玉医科大学国際医療センター画像診断科
酒井文和

目　次

1	甲状腺腫の質的（良悪性）診断は，画像でどこまで可能か？ 齋藤尚子・酒井　修	1
2	胸郭内神経原性腫瘍はどこまで画像で診断可能か？ 酒井文和	9
3	前縦隔腫瘍の鑑別診断はどこまで可能か？ 原　眞咲・小澤良之	18
4	リンパ腫とその他の縦隔腫瘍の鑑別，リンパ腫の亜分類の鑑別 佐土原順子・藤本公則	28
5	結核vs. 一般細菌感染症の鑑別 高橋雅士・井上修平	39
6	細菌性肺炎vs. 非細菌性肺炎―ウイルス，マイコプラズマなど― 田中伸幸	46
7	真菌感染症vs. 細菌，抗酸菌感染症 松山直弘・芦澤和人・川上健司・上谷雅孝	55
8	活動性結核vs. 非活動性結核 楊川哲代・酒井文和・高木康伸	66
9	特発性肺線維症vs. 2次性間質性肺炎 審良正則	74
10	IPF/UIP vs. それともNSIP？ 野間恵之・田口善夫・小橋陽一郎	83
11	急性経過の間質性肺炎vs. 感染症 澄川裕充	88
12	抗腫瘍薬治療中の患者：感染？　原病の悪化？　薬剤性肺障害？ 遠藤正浩・内藤立暁・剣持広知	94
13	肺癌vs. 良性結節 楠本昌彦	106
14	多発結節の鑑別診断：腫瘍？　感染？　肉芽腫？ 坂井修二	115
15	胸膜肥厚・腫瘤の鑑別はどこでするのか？―石綿関連胸膜病変の鑑別を中心に― 加藤勝也	123

索　引 … 134

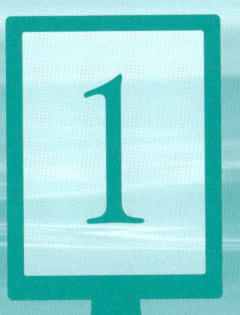

1 甲状腺腫の質的（良悪性）診断は，画像でどこまで可能か？

齋藤 尚子　酒井 修

はじめに

ほかの検査目的で行われた超音波検査やCT，MRI，PET検査で，偶然に発見される甲状腺腫はまれでない。日常臨床において，この偶発甲状腺腫をどのように扱えばよいか悩む機会は少なくないと思われる。本稿ではCT，MRIなどで偶然発見された甲状腺腫瘍の良性，悪性の鑑別はどの程度可能であるか，そして悪性を疑う画像所見，典型的な甲状腺腫瘍の画像所見について概説する。

偶発甲状腺腫

偶発甲状腺腫（thyroid incidentaloma）とは，甲状腺と無関係に行われた検査で偶然発見された甲状腺の病変で，無症状であることがほとんどである。偶発甲状腺腫は，超音波，CT，MRI，PET検査などで発見され，超音波検査では27〜67%に認められ，最も頻度が高い[1)〜3)]。また，肺野異常陰影の精査のための胸部CTなどほかの検査目的に行われたCTで，甲状腺腫が偶然に発見される確率は約16%とまれではない[2)4)]。18F-fluorodeoxyglucose positron emission tomography（FDG-PET）では1.2〜4.3%に甲状腺に異常が偶然見つかったとの報告がある[5)]。

臨床的に触知される甲状腺腫の約95%が良性である[6)]。一方，CTで発見された偶発甲状腺腫のうち悪性または悪性の可能性が高い病変である確率は，9.4〜11.3%とやや高い[4)7)]。さらに，FDG-PETでは甲状腺内に限局性の集積があった症例の33%に悪性病変を認めたという高い悪性率が報告されている[8)9)]。

甲状腺腫の良悪性鑑別における画像診断

甲状腺腫瘤性病変の画像診断では，一般的に超音波検査が最初に行われ，病変の大きさ，性状より，生検が行われることが多い。CTやMRIの主な目的は甲状腺内病変の良悪性の鑑別や組織型の診断ではなく，甲状腺および病変の胸骨後部や縦隔内への伸展の程度や，気管・食道・血管などの圧排の程度，浸潤の有無，頸部リンパ節転移の有無，鎖骨下動脈起始異常など外科的治療前に必要な血管破格の有無を評価するために行われる。

甲状腺腫の画像診断において，超音波検査は病変の検出率が最も高く，腫瘤の質的診断や病変への血行動態の評価が行え，良悪性の鑑別に有用なことは広く認識されている。悪性を疑う超音波検査所見には，内部低エコー，不整な形状，境界が不明瞭または粗雑，境界部低エコー帯が不整，微細石灰化（microcalcification），縦

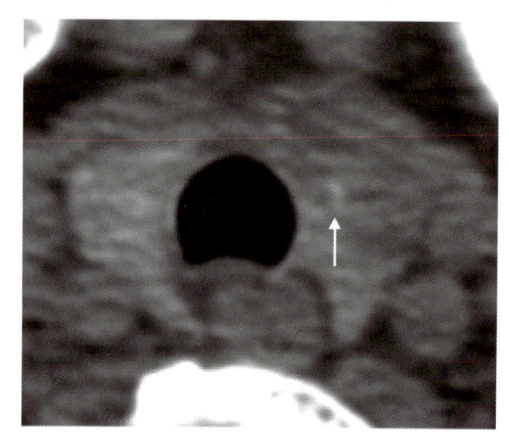

図1　点状石灰化または微細石灰化
70歳代女性（単純CT）：左葉に低吸収腫瘤を認め，点状石灰化（→）を伴っている。生検で乳頭癌であった。

長の形状，結節内の血流増加がある[10)～12)]。

　CTでの偶発甲状腺腫の良悪性の鑑別を検討する試みは今まで多く報告されており[4)7)13)14)]，悪性が疑われるCT所見として，腫瘤内の石灰化，点状石灰化（punctuate calcification）（図1），腫瘤が大きい，縦長の形状（最大径/前後径比>1.0），平均CT値（>130 HU）が挙げられている[4)7)14)]。しかし，超音波検査と比べ質的診断は困難で，CTでは良悪性を鑑別する確定的所見がないとする報告が多い[7)13)]。

　甲状腺腫での石灰化の存在は一般に良悪性の診断に有用と考えられている。甲状腺腫で石灰化を伴う頻度は，超音波検査では良性腫瘍の8～39％，悪性腫瘍の26～79％，CTでは良性腫瘍の26％，悪性腫瘍の57％との報告[14)]があり，甲状腺腫に石灰化を伴った場合，悪性である確率が高い。しかし石灰化の有無のみでの良悪性の診断は困難で，甲状腺腫での石灰化の意義について，多くの研究が行われている[12)～15)]。超音波検査では一般的に，甲状腺内の石灰化を辺縁部石灰化（peripheral calcification），粗大石灰化（coarse calcification），微細石灰化の3種類に分類している[15)]。辺縁部石灰化や粗大石灰化は，dystrophic calcificationと考えられている。

微細石灰化は，砂粒小体（psammoma bodies）に対応すると考えられ，乳頭癌に特徴的な所見とされている。超音波検査での微細石灰化は悪性を示唆する所見として特異度86～95％と高く，最も信頼できる所見と広く受け入れられている[12)15)]。しかし，CTでは微細石灰化の検出能が低く，超音波検査所見との一致率が低いと言われている[13)]。

　Wuら[14)]はCTで検出される甲状腺腫の石灰化パターンを，超音波検査所見同様に，辺縁部石灰化（図2），粗大石灰化（図3），単発・多発点状石灰化（single or multiple punctuate calcification）（図4）の4つに分類し，石灰化パターンによる良悪性の鑑別について検討を行った。この中で，単一腫瘤内に多発点状石灰化を認めた場合，悪性である確率が79％と最も高かったと報告している。また，粗大石灰化，辺縁部石灰化や卵殻状石灰化はdystrophic calcificationの1つで，良性病変を示唆すると考えられていたが，悪性腫瘍に伴うこともあり，石灰化のパターンによらず，精査や生検が必要であると結論づけている。米国多施設研究での報告でも，超音波検査上，結節状甲状腺腫に微細石灰化を伴うものでは最大径1 cm以上，粗大石灰化を伴うものでは1.5 cm以上で生検を行うべきと言及している[12)]。

　MRI検査では甲状腺腫瘍内の出血や石灰化，コロイド，壊死などによりT1，T2強調像でさまざまな信号を示すため，信号強度のみでの甲状腺腫の良悪性の診断は困難である。しかし，腫瘍内の細胞密度を推測できる因子として知られる拡散強調像での見かけ拡散係数（apparent diffusion coefficient：ADC）を用いた甲状腺腫瘍の良悪性の鑑別を検討した研究が報告されている[16)～20)]。悪性腫瘍のADC値は良性腫瘍のADC値と比較し低いとする報告が多いが，その逆も報告されており[16)～20)]，良悪性の鑑別の決め手になりにくいと思われる。

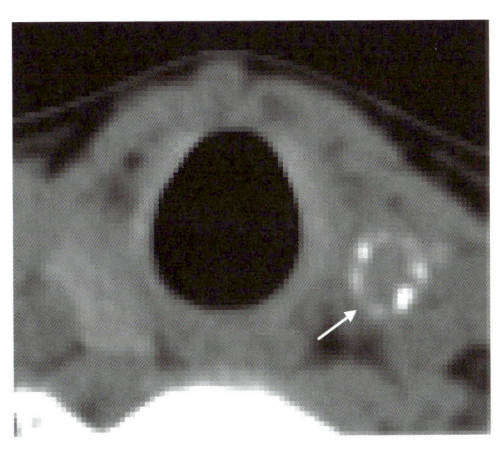

図2 辺縁部石灰化
40歳代女性（単純CT）：左葉上極に辺縁部石灰化を伴う低吸収腫瘤（→）を認める。生検で乳頭癌であった。

図3 粗大石灰化
70歳代女性（造影CT）：右葉に粗大石灰化（→）を認める。生検で乳頭癌であった。

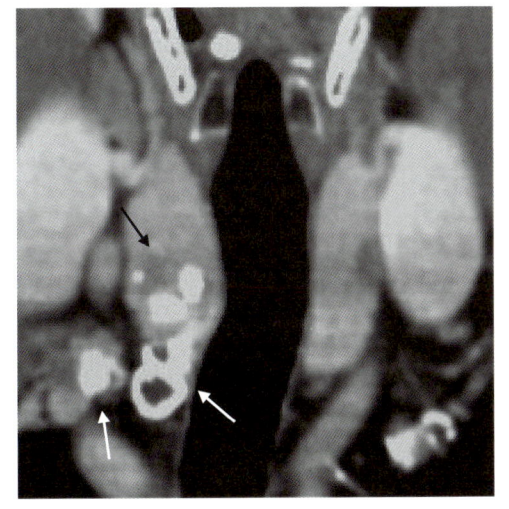

図4 多発石灰化，リンパ節転移石灰化
50歳代女性，乳頭癌（造影CT冠状断像）：右葉腫瘤内に点状，粗大石灰化が散在している（→）。右気管傍，下内深頸リンパ節に石灰化を認め（⇨），転移と考える。

FDG-PET 検査では，甲状腺内に結節状のFDG集積を示した症例の33％に悪性病変を認めたという高い悪性率が報告されている[8)9)]。びまん性のFDG集積では，甲状腺炎や腺腫様甲状腺腫，バセドウ（Basedow）病などの良性病変であることが多い[9)]。

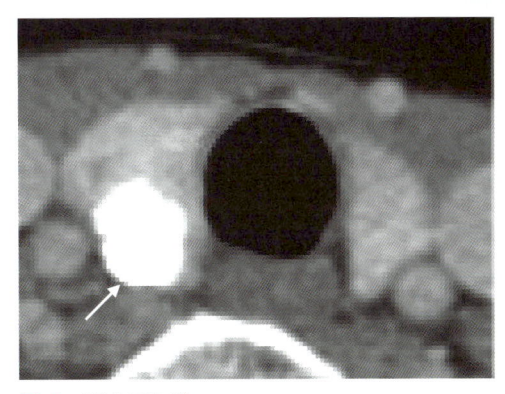

甲状腺癌の随伴画像所見[21)22)]

頸部リンパ節転移，気管浸潤，反回神経浸潤など甲状腺癌に伴う所見から悪性を疑うことができる画像所見がある。甲状腺腫が非特異的な所見を示し評価困難な場合など，これら随伴所見の存在は，良悪性の鑑別に役立つ。

甲状腺乳頭癌のリンパ節転移は約70～80％にみられ，リンパ節内の造影効果，中心部壊死，石灰化（図4）などのさまざまな画像所見を示すが，充実性部分をほとんど認めない嚢胞変性を来すこともある（図5）[23)]。これは腫瘍の急速な増大による液状壊死を来すことによると考えられており，嚢胞内容液中にサイログロブリンが検出される。

気管浸潤は，気管を広く圧排し，不整な変形や気管内腔に突出する腫瘍が認められた場合，気管浸潤を強く疑う（図6）。

反回神経浸潤は，直接的所見として甲状腺背側の気管食道溝を占拠する腫瘍進展がある。間接的所見には患側声帯の萎縮，傍正中位偏位，喉頭室の拡大，後輪状披裂筋の萎縮，梨状陥凹の拡大がある（図7）[24)]。

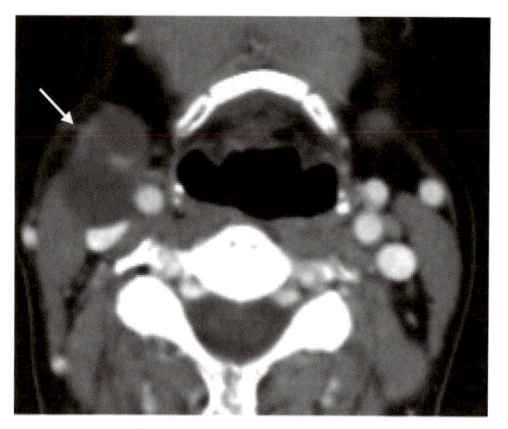

図5 リンパ節転移（嚢胞変性）
40歳代女性，乳頭癌（造影CT）：右内深頸リンパ節は嚢胞変性を伴い，多発して腫大している。

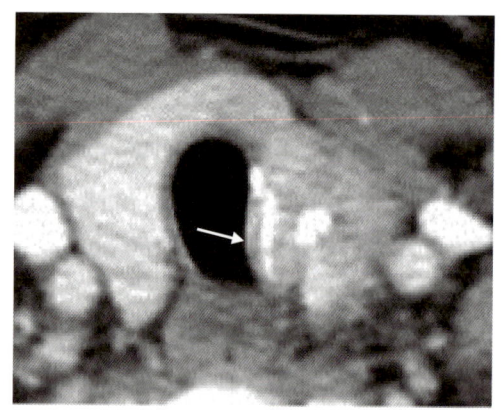

図6 気管浸潤
60歳代女性，乳頭癌（造影CT）：左葉に不均一に造影される腫瘤を認め，内部に粗大石灰化を伴っている。この腫瘤は気管と広く接し，圧排し，内腔に一部突出している（→）。

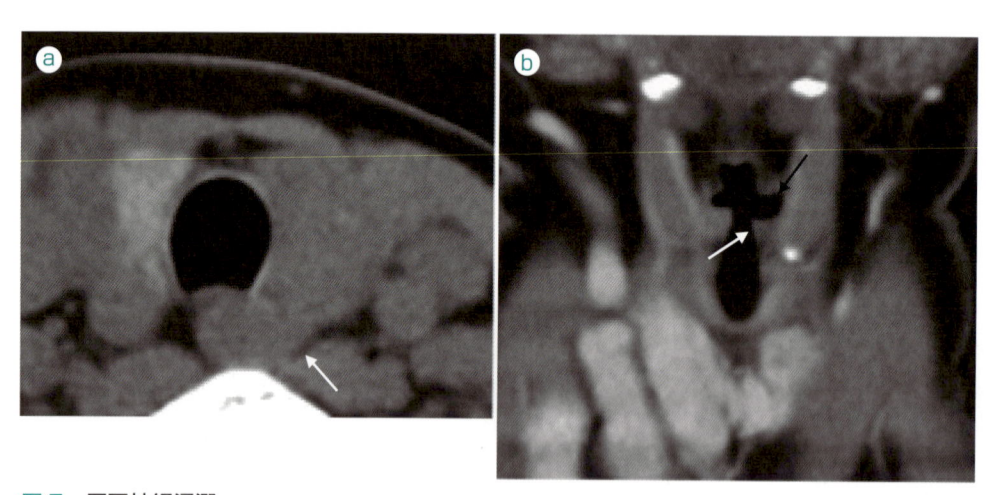

図7 反回神経浸潤
50歳代女性，乳頭癌（単純CT：ⓐ横断像，ⓑ冠状断像）。
ⓐ左葉に低吸収腫瘤を認め，腫瘤背側で周囲との境界不明瞭で被膜外への浸潤が疑われる（→）。
ⓑ左声帯の萎縮（⇢），喉頭室の拡大（→）を認め，左葉腫瘍による左反回神経浸潤と考える。

代表的な甲状腺腫瘍性病変の画像所見[21)22)]

■ 乳頭癌（図8）

甲状腺癌の80～90％と大部分を乳頭癌が占める。リンパ節転移は約50～80％にみられ，転移リンパ節内に石灰化や嚢胞変性を伴うことがある[25)26)]。

単純CTでは低吸収を示し，造影CTで増強効果により不明瞭化する。石灰化を伴う悪性甲状腺腫のほとんどは乳頭癌である。MRIでは，T1強調像で軽度高信号，T2強調像で高信号，造影後検査では増強効果を伴う。

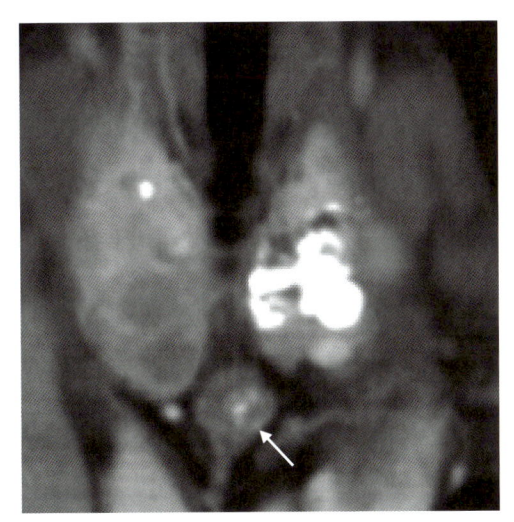

図8　乳頭癌
60歳代女性（造影CT冠状断像）：両葉に多発する低吸収結節と石灰化を認める。気管前リンパ節は石灰化を伴い腫大している（→）。転移の所見である。

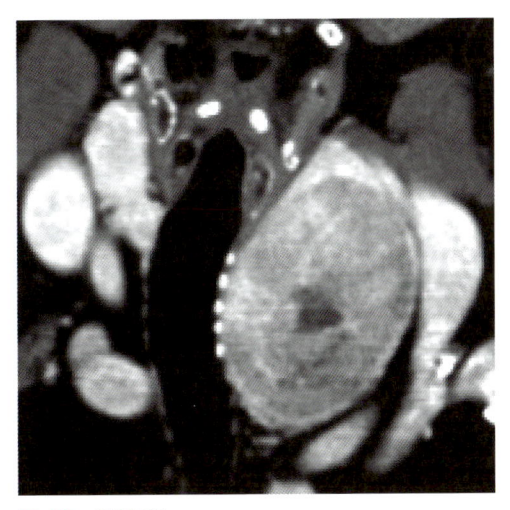

図9　濾胞腺腫
50歳代男性（造影CT）：右葉に境界明瞭な腫瘤を認める。腫瘤には辺縁優位の造影効果を認める。

とがある。

CT，MRIでは，境界明瞭な腫瘤として認められ，造影後検査では，均一から不均一までさまざまな増強効果を示す。

◆ 濾胞癌（図10）

濾胞癌は甲状腺癌の5％以下と少ない。ほとんどは濾胞腺腫から生じると言われている。濾胞腺腫と濾胞癌の区別は，組織学的な被膜浸潤や脈管浸潤により診断されるため，濾胞腺腫と微小浸潤型濾胞癌の区別は画像上，不可能である。リンパ節転移は少ないが，肺や骨への血行性転移を示すことが多い。

図10　濾胞癌
70歳代女性（造影CT冠状断像）：左葉は腫大し，内部に境界明瞭な腫瘤を認める。中心部には造影効果不良部位を伴っている。

◆ 腺腫様甲状腺腫（図11）

甲状腺内に結節が多発する過形成性病変である。甲状腺腫が下方へ伸展し縦隔内へ及ぶものを胸骨下甲状腺腫や縦隔甲状腺腫と言い，縦隔腫瘍の3～12％を占める。外科治療が行われた胸骨下甲状腺腫の35％は無症状であったと報告されており[6]，他検査目的で偶然発見されることがある。

CT，MRIでは，両葉に一部辺縁不明瞭な結節が多発して認められることが多い。嚢胞変性

◆ 濾胞腺腫（図9）

濾胞腺腫は結節状甲状腺腫の約10％を占める。単発性の類円形，卵形の充実性腫瘤で，内部に嚢胞や粗大石灰化，辺縁に石灰化を伴うこ

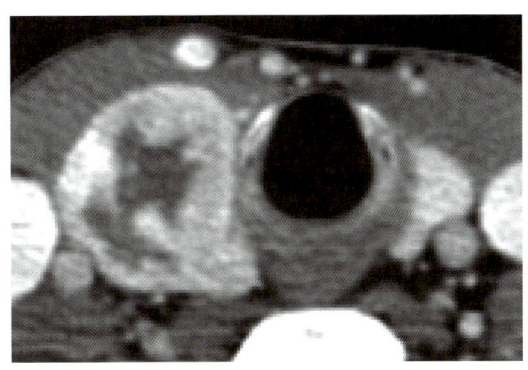

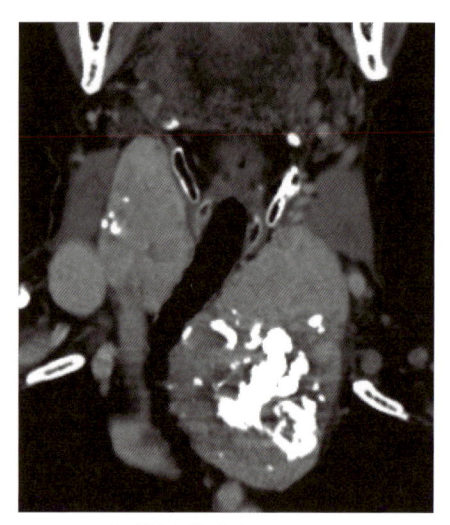

図11　腺腫様甲状腺腫
80歳代女性（造影CT冠状断像）：両葉は腫大し，粗大石灰化を有する多発結節を認める。

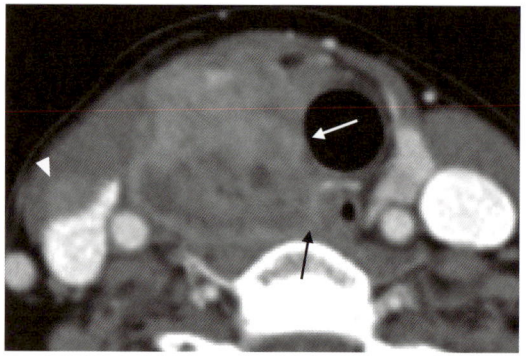

図12　未分化癌
60歳代女性（造影CT）：右葉は著明に腫大し，不均一な造影効果を示す辺縁不整な腫瘍により置換されている。気管（⇒），食道（→）への浸潤と右内深頸リンパ節転移（▷）を認める。

図13　甲状腺原発悪性リンパ腫
70歳代女性（造影CT）：左葉は著明に腫大し，造影効果不良な低吸収腫瘤を認める。

や粗大石灰化，辺縁に石灰化を伴う場合が多い。

未分化癌（図12）

未分化癌は甲状腺癌の2～5％を占め，高齢者に見られ，進行が早く，予後不良である。長年にわたる乳頭癌や濾胞癌を有していることがほとんどで，先行病変から未分化転化して発生する。

CTでは石灰化や壊死を伴う不整形腫瘤を示す。気管，食道，血管など周囲への浸潤傾向が強く，リンパ節転移や遠隔転移も高率に認める。

甲状腺原発悪性リンパ腫（図13）

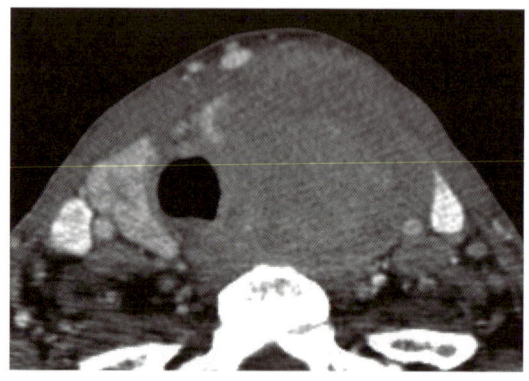

甲状腺原発悪性リンパ腫は節外性悪性リンパ腫の約3～7％，甲状腺悪性腫瘍の約1～5％を占めるまれな病変である。60歳以上の女性に好発し，急速な増大傾向を示す前頸部腫瘤として認められることが多い。橋本病（慢性甲状腺炎）との関係が知られており，橋本病患者では橋本病のない患者に比べ悪性リンパ腫の発生率が約60倍高い。病理は節外性辺縁帯B細胞リンパ腫（MALTリンパ腫）またはびまん性大細胞型B細胞性リンパ腫が大部分を占める。

単純CTでは片葉あるいは両葉にわたる低吸収腫瘤として描出され，造影CTで増強効果が不良である。MRIでは，T1，T2強調像で腫瘤はともに低信号を示す。

おわりに

CT，MRIやPET検査で偶然発見される甲状

腺腫はまれでなく，CTで発見された偶発甲状腺腫の約10％[4)7)]，FDG-PET検査での約30％に悪性病変を認める[8)9)]。CTやMRIで悪性を疑う所見は複数報告されているが，CT，MRIには甲状腺腫の良悪性を鑑別する確定的所見はない。したがって，偶発甲状腺腫では超音波検査を行うことが望ましく，超音波検査所見で悪性が疑われた場合には生検が必要と考える。また，画像所見以外に悪性である可能性が高い因子として，20歳以下の若年者，60歳以上の高齢者，男性，頸部への放射線被曝歴，乳癌の既往，家族歴に甲状腺癌や多発性内分泌腫瘍症（multiple endocrine neoplasia：MEN）などの遺伝性疾患が挙げられる[6)27)]。したがって，偶発甲状腺腫の評価では身体所見，家族歴や既往歴の確認も重要である。

鑑別診断のポイント

1. 気管や反回神経浸潤など局所浸潤を示す所見や，頸部リンパ節転移を伴う甲状腺腫瘍の場合は悪性を強く疑う。
2. 甲状腺腫瘍に石灰化（特に単一腫瘍内の多発点状石灰化）を伴う場合は，悪性である確率が高い。しかし，石灰化の有無のみでの良悪性の鑑別は困難である。
3. 画像所見以外の甲状腺腫瘍が悪性である可能性が高い因子として，14歳以下の若年者，70歳以上の高齢者，男性，頸部への放射線被曝歴，甲状腺癌の既往，乳癌の既往，家族歴に甲状腺癌や多発性内分泌腫瘍症（MEN），家族性ポリポーシス，Cowden症候群，Gardner症候群などの遺伝性疾患がある場合が挙げられる[28)〜30)]。甲状腺腫瘍の評価には身体所見，家族歴や既往歴の確認も重要である。

【文 献】

1) Brander A, Viikinkoski P, Nickels J, et al. Thyroid gland：US screening in a random adult population. Radiology 1991；181：683-7.
2) Yousem DM, Huang T, Loevner LA, et al. Clinical and economic impact of incidental thyroid lesions found with CT and MR. AJNR Am J Neuroradiol 1997；18：1423-8.
3) Ezzat S, Sarti DA, Cain DR, et al. Thyroid incidentalomas. Prevalence by palpation and ultrasonography. Arch Intern Med 1994；154：1838-40.
4) Yoon DY, Chang SK, Choi CS, et al. The prevalence and significance of incidental thyroid nodules identified on computed tomography. J Comput Assist Tomogr 2008；32：810-5.
5) Lang BHH, Law TT. The role of 18F-fluorodeoxyglucose positron emission tomography in thyroid neoplasms. Oncologist 2011；16：458-66.
6) Jin J, McHenry CR. Thyroid incidentaloma. Best Pract Res Clin Endocrinol Metab 2012；26：83-96.
7) Shetty SK, Maher MM, Hahn PF, et al. Significance of incidental thyroid lesions detected on CT：correlation among CT, sonography, and pathology. AJR Am J Roentgenol 2006；187：1349-56.
8) Shie P, Cardarelli R, Sprawls K, et al. Systematic review：prevalence of malignant incidental thyroid nodules identified on fluorine-18 fluorodeoxyglucose positron emission tomography. Nucl Med Commun 2009；30：742-8.
9) Kang KW, Kim SK, Kang HS, et al. Prevalence and risk of cancer of focal thyroid incidentaloma identified by 18F-fluorodeoxyglucose positron emission tomography for metastasis evaluation and cancer screening

in healthy subjects. J Clin Endocrinol Metab 2003 ; 88 : 4100-4.
10) Cooper DS, Doherty GM, Haugen BR, et al. Revised American thyroid association management guidelines for patients with thyroid nodules and differentiated thyroid cancer. Thyroid 2009 ; 19 : 1167-214.
11) Gharib H, Papini E, Valcavi R, et al. American association of clinical endocrinologists and associazione medici endocrinology medical guidelines for clinical practice for the diagnosis and management of thyroid nodules. Endocr Pract 2006 ; 12 : 63-102.
12) Frates MC, Benson CB, Charboneau JW, et al. Management of thyroid nodules detected at US : Society of radiologists in ultrasound consensus conference statement. Radiology 2005 ; 237 : 794-800.
13) Ishigaki S, Shimamoto K, Satake H, et al. Multislice CT of thyroid nodules : comparison with ultrasonography. Radiat Med 2004 ; 22 : 346-53.
14) Wu CW, Dionigi G, Lee KW, et al. Calcifications in thyroid nodules identified on preoperative computed tomography : patterns and clinical significance. Surgery 2012 ; 151 : 464-70.
15) Hoang JK, Lee WK, Lee M, et al. US Features of thyroid malignancy : pearls and pitfalls. Radiographics 2007 ; 27 : 847-60.
16) Schueller-Weidekamm C, Kaserer K, Schueller G, et al. Can quantitative diffusionweighted MR imaging differentiate benign and malignant cold thyroid nodules? Initial results in 25 patients. Am J Neuroradiol 2009 ; 30 : 417-22.
17) Nakahira M, Saito N, Murata S, et al. Quantitative diffusion-weighted magnetic resonance imaging as a powerful adjunct to fine needle aspiration cytology for assessment of thyroid nodules. Am J Otolaryngol 2011 ; 33 : 408-16.
18) Razek AAKA, Sadek AG, Kombar OR, et al. Role of apparent diffusion coefficient values in differentiation between malignant and benign solitary thyroid nodules. AJNR Am J Neuroradiol 2008 ; 29 : 563-8.
19) Bozgeyik Z, Coskun S, Dagli AF, et al. Diffusion-weighted MR imaging of thyroid nodules. Neuroradiology 2009 ; 51 : 193-8.
20) Erdem G, Erdem T, Muammer H, et al. Diffusion-weighted images differentiate benign from malignant thyroid nodules. J Magn Reson Imaging 2010 ; 31 : 94-100.
21) Loevner LA. Anatomy and pathology of the thyroid and parathyroid glands. In : Som PM, Curtin HD, editors. Head and Neck Imaging, 5th ed. St Louis : Mosby, 2011 : 2611-77.
22) 田中宏子．XVI．甲状腺・副甲状腺．頭頸部のCT・MRI 第 2 版．東京：メディカル・サイエンス・インターナショナル，2012：681-716.
23) Wong KT, Lee YYP, King AD, et al. Imaging of cystic or cyst-like neck mass. Clin Radiol 2008 ; 63 : 613-22.
24) Romo LV, Curtin HD. Atrophy of the posterior cricoarytenoid muscle as an indicator of recurrent laryngeal nerve palsy. AJNR Am J Neuroradiol 1999 ; 20 : 467-71.
25) Som PM, Brandwein M, Lidov M, et al. The varied presentations of papillary thyroid carcinoma cervical nodal disease : CT and MR findings. AJNR Am J Neuroradiol 1994 ; 15 : 1123-8.
26) Sakai O, Curtin HD, Romo LV, et al. Lymph node pathology. Benign proliferative, lymphoma, and metastatic disease. Radiol Clin North Am 2000 ; 38 : 979-98.
27) DeGroot LJ, Reilly M, Pinnameneni K, et al. Retrospective and prospective study of radiation induced thyroid disease. Am J Med 1983 ; 74 : 852-62.
28) Jin J, McHenry CR. Thyroid incidentaloma. Best Pract Res Clin Endocrinol Metab 2012 ; 26 : 83-96.
29) DeGroot LJ, Reilly M, Pinnameneni K, et al. Retrospective and prospective study of radiation induced thyroid disease. Am J Med 1983 ; 74 : 852-62.
30) Gharib H, Papini E, Paschke R, et al. AACE/AME/ETA thyroid nodule guidelines. Endocr Pract 2010 ; 16（Suppl 1）: 1-43.

2 胸郭内神経原性腫瘍はどこまで画像で診断可能か?

酒井 文和

はじめに

　神経原性腫瘍の確定診断は病理所見によるべきであるが，画像所見から神経原性腫瘍であることを疑うことがある程度可能であり，また発生母地となった神経を推定することも可能な場合がある。これらの画像情報は，外科的治療の適応の決定や術後の神経脱落症状の予測，術式の決定などに大きな情報を与える。本稿では，これらの事項につき解説を加える。もちろん神経原性腫瘍が末梢の神経から発生することもあり，このような場合には特異的な所見が得られない場合もある点には注意を要する。

神経原性腫瘍とその他の腫瘍の画像による鑑別診断

　神経原性腫瘍は，発生母地となった神経に沿って発育する傾向があり，その方向に縦長の形態を有する（楕円体の形態をとる傾向になる）。すなわち，発生した母地となる神経を想定できる部位で神経の走行方向に長軸を持つ腫瘤を形成することが特徴となる（図1）。多発性神経線維腫症でみられる蔓状神経線維腫は，神経全体が蔓のように腫大した形態をとるが，この場合は分岐状の枝状の腫瘤が特徴的で，その形態から神経原性腫瘍の質的診断や発生母地となった神経を診断することができる[1,2]。もちろんこのような特徴を有さない神経原性腫瘍も存在するが，その場合は部位と形態のみからは非特異的な所見となる。さらに傍椎体領域に発生した腫瘍が，椎間孔に進展し脊椎管の方向に発育する場合も神経原性腫瘍の可能性が大きい（図2）。

　腫瘍の内部構造にもある程度の特徴がある。神経鞘腫では，その組織学的形態によりAntoni type A, type Bに大別される。Type Aは，いわゆる核の観兵式配列（palisading）を有する神経鞘腫細胞が密に増殖する充実性腫瘤を形成するのに対して，type Bでは，粘液に富む基質内に散在性に腫瘍細胞が増殖するパターンをとる。この組織型の差違は画像に反映され，type Aでは，CTでは造影効果を示す充実性腫瘤として，MRT1強調像では中等度の信号強度，T2強調像では，やや高い信号強度を示す。Type BはCTでは，造影前には吸収値が水に近く，造影効果が低い（図1）。またMRT2強調像では，水に近い高い信号強度を示す[1]。Gd注射後早期には造影効果に乏しいが，遅延相では緩徐な造影効果を示す。これは粘液基質の部が拡散により造影効果を示すためである。さらに神経鞘腫では，壊死による嚢胞変性，黄色腫様変性などの2次性変化がみられることが多く，さらにCT値や信号強度が変化して複雑で不均一な内部構造を示す。一方神経線維腫においても粘液基質に富む変性部は，神経鞘腫のtype Bに類似した画

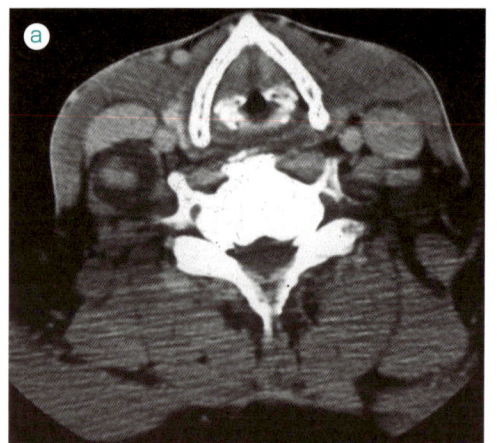

図1 腕神経叢上部腫瘍
ⓐ 造影CT：右頸部の腫瘤の辺縁部は低吸収を示し、中心部は造影効果を示す軟部組織濃度を示す。
ⓑ 冠状断T1強調像：右第6頸髄神経根の腫大と、これから移行するように軟部組織腫瘤の形成がみられる。
ⓒ 冠状断T2強調像：腫瘤の辺縁部は水に近い高信号、中心部はそれより低い信号強度を示し、いわゆるtarget patternを示している。

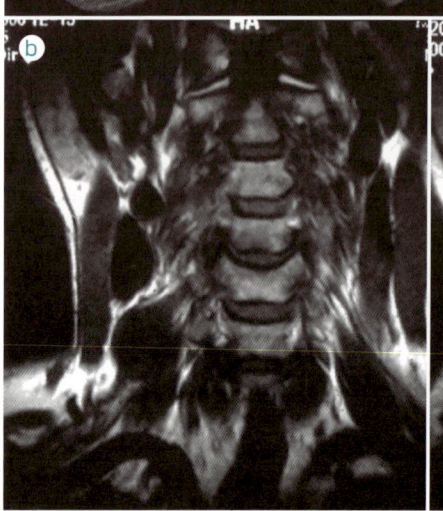

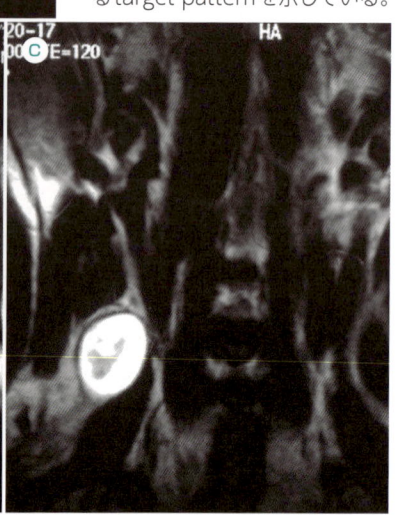

像所見を示す。

しばしば、T2強調像で高信号を示すtype Bの要素が腫瘍の辺縁部に、type Aの要素が腫瘍の中心部に位置し、いわゆるtarget appearanceを呈することがあり、神経原性腫瘍に特徴的な所見で、鑑別診断上は重要な所見である（図1）。

発生母地となった神経の診断

腫瘍の位置形態的特徴は、腫瘍が神経原性腫瘍であることを診断するうえでも、どの神経から発生しているかを判断するうえでも重要な所見である。また発生母地となった神経が画像で同定できる場合、この神経との連続性を証明できれば、発生神経の直接的な同定が可能になる。すなわち神経の走行に一致した断面の画像を撮影ないし再構成すると、発生母地となった神経が徐々に腫大し腫瘤に移行する像がみられる（図1b）。多方向からの画像を作成することの有用性が生かせる。また蔓状神経線維腫では、その形態から発生母地となった神経そのものが全体に腫大した形態をとる。

胸郭入口部神経原性腫瘍[2]

胸郭入口部は、多方向に走行するいくつかの神経が複雑に交錯しており、神経原性腫瘍がどの神経由来かを判断する場合に、その解剖学的

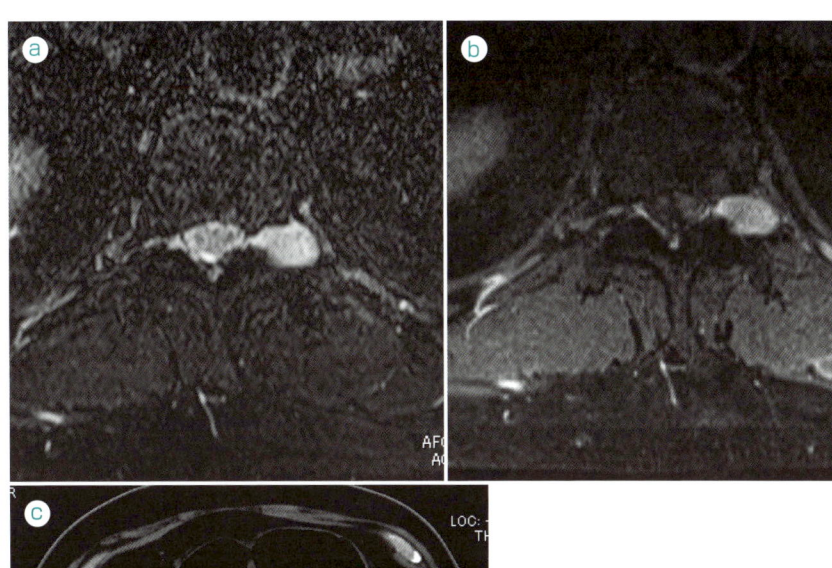

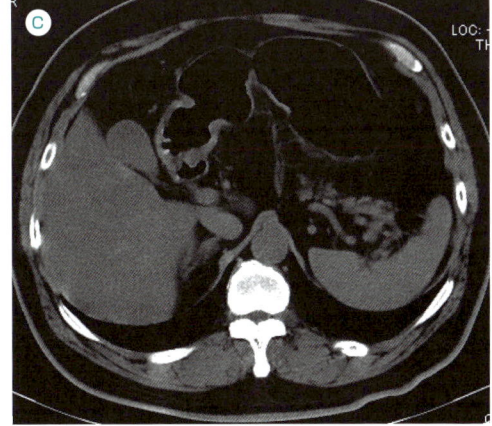

図2 脊椎管内に進展する神経原性腫瘍
ⓐ脂肪抑制T2強調横断像：腫瘤は脂肪抑制T2強調像で，高信号を示す。腫瘤は椎間孔内に存在している。
ⓑ脂肪抑制造影横断像：椎間孔内に存在する腫瘤には造影効果を認める。
ⓒ単純CT像：左椎間孔内に軟部組織腫瘤がみられるが，MRに比べるとその描出は不良である。

特性を十分に理解しておく必要がある。胸郭入口部の主な神経は，脊髄神経根由来の神経が構成する腕神経叢，迷走神経，横隔神経，交感神経などである。このうち腕神経叢は水平ないし斜め方向に走行するのに対して，迷走神経と横隔神経，交感神経幹はほぼ上下に頭尾方向に走行する点が重要である。

● 迷走神経腫瘍

迷走神経腫瘍は，鎖骨下動脈第1分節（起始部から前斜角筋内側縁）の腹側を通過して胸郭内に進入し尾側に向かう。右では上大静脈の背側を下降して食道に接して縦隔内を下降し，下大静脈裂孔に至る。この間に右腕頭動脈を巡る反回神経を分岐する。また縦隔内を下降しつつ食道などの胸腔内臓器に副交感神経枝を送る。左では，鎖骨下動脈第1分節の前方で縦隔内に進入し，大動脈弓部の外側を横隔神経に接して下降する。途中で，大動脈弓部を巡る左反回神経を分岐する。

腫瘍の部位，形態からは上記の迷走神経あるいは反回神経の走行に一致して頭尾方向に長い腫瘤が形成される。迷走神経腫瘍は中縦隔に腫瘤が形成される。特に神経線維腫瘍症の患者に多くみられる（図3）。もちろん迷走神経分枝から発生した腫瘍では必ずしもこの原則には一致しない。神経の走行に一致した矢状断像では，腫瘍の上下端の迷走神経自体が同定できることがあるので，この所見も診断の手掛かりになる。

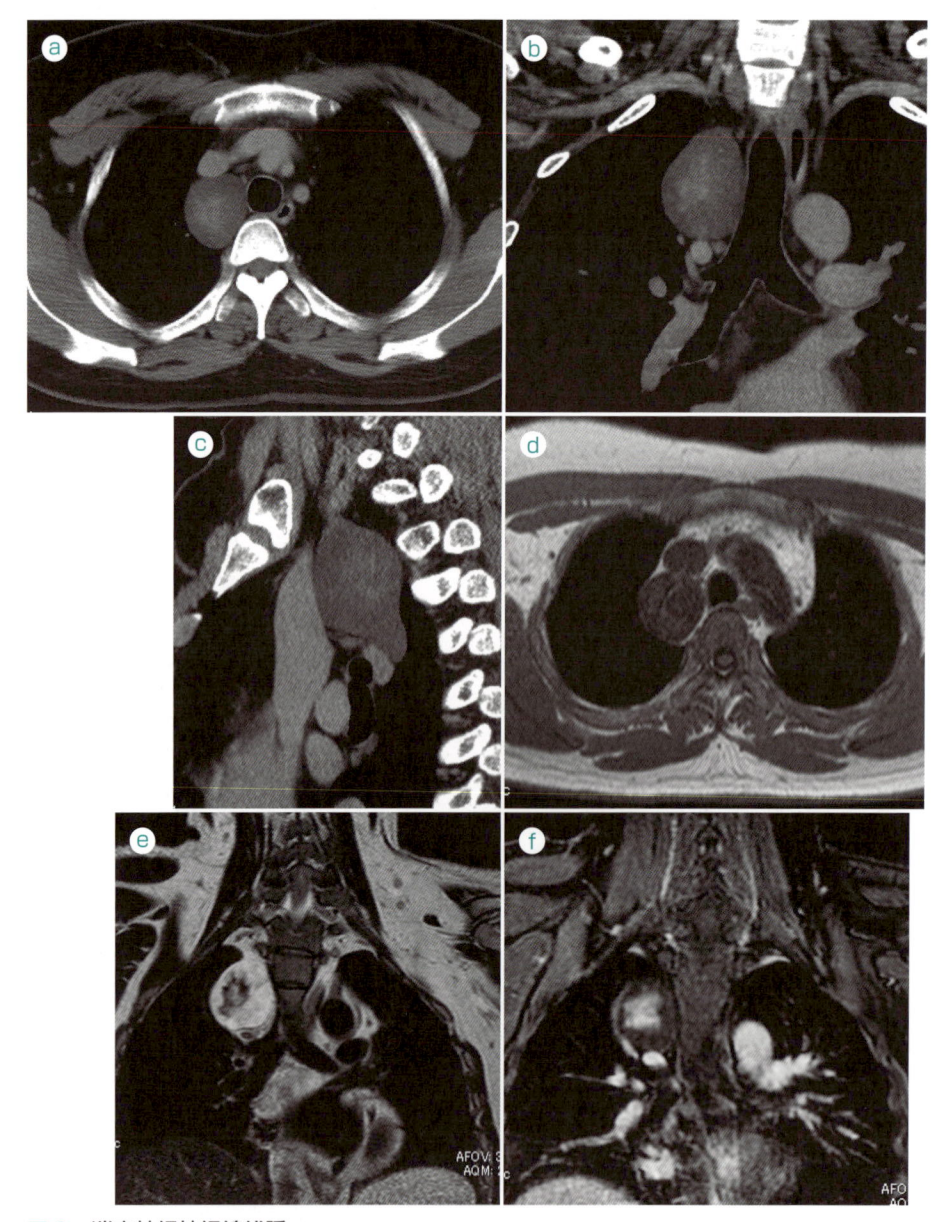

図3 迷走神経神経線維腫

ⓐ造影 CT 像：上大静脈の背側に腫瘤性病変が認められ腫瘤の辺縁部は，低い濃度を示し，中心部はやや高い濃度を示し造影効果を示す。神経原性腫瘍のパターン target appearance である。
ⓑ造影 CT 冠状断再構成像：腫瘍の下縁は奇静脈弓部で終わっている。
ⓒ造影 CT 矢状断再構成像：腫瘍の形態は頭尾方向に長い形態を示し，迷走神経の走行に一致している。腫瘍の上端と下端は taper しており発生母地となった迷走神経からの移行部と考えられる。腫瘍の存在部位は上大静脈の背側である。
ⓓT1 強調横断像（in phase）：比較的均一な中等度の信号強度を示す。
ⓔ冠状断 T2 強調像：腫瘍は，辺縁部で高信号を示し，中心部にやや低い信号強度を示す領域を含んでいる。
ⓕ冠状断造影脂肪抑制像：腫瘍の中心部に造影効果を認める。

迷走神経の存在部位，走行に一致した腫瘍から迷走神経腫瘍を疑う症例であり，内部構造からも神経原性腫瘍を疑う。

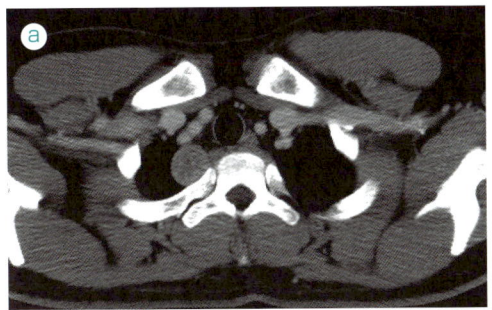

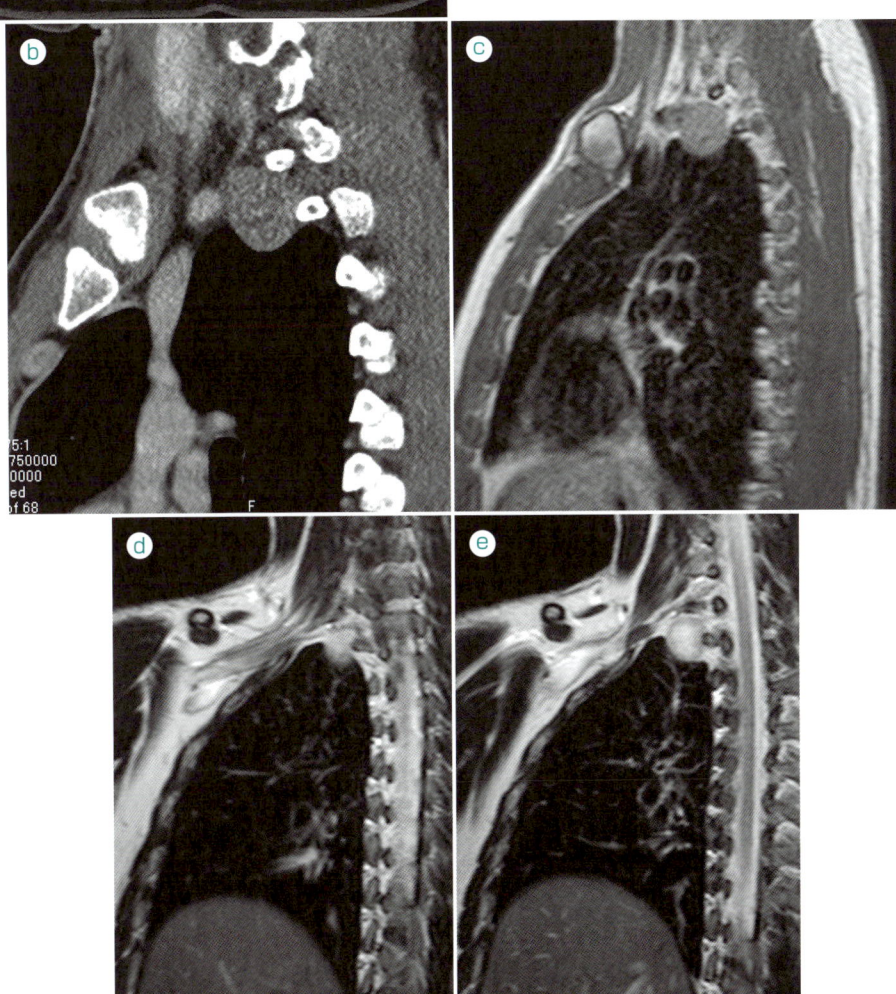

図4 星状神経節腫瘍

ⓐ造影CT像：第1胸椎レベルで傍椎体領域でも腹側よりに比較的よく造影される腫瘤を認める。中心部は造影効果がやや低い。
ⓑ矢状断再構成像：鎖骨下動脈，椎骨動脈の背側に軟部組織腫瘤を認める。
ⓒ矢状断T1強調像：信号強度は中等度の信号強度を示す。
ⓓ，ⓔ斜冠状断T2強調像：神経根の走行に一致した斜冠状断像では，腫瘤の信号強度は高信号を示し，特に腫瘤の中心部の信号強度が高い。C8の神経根は，腫瘤とは関係していないと思われ，部位から交感神経（星状神経節）由来の神経鞘腫が疑われる。

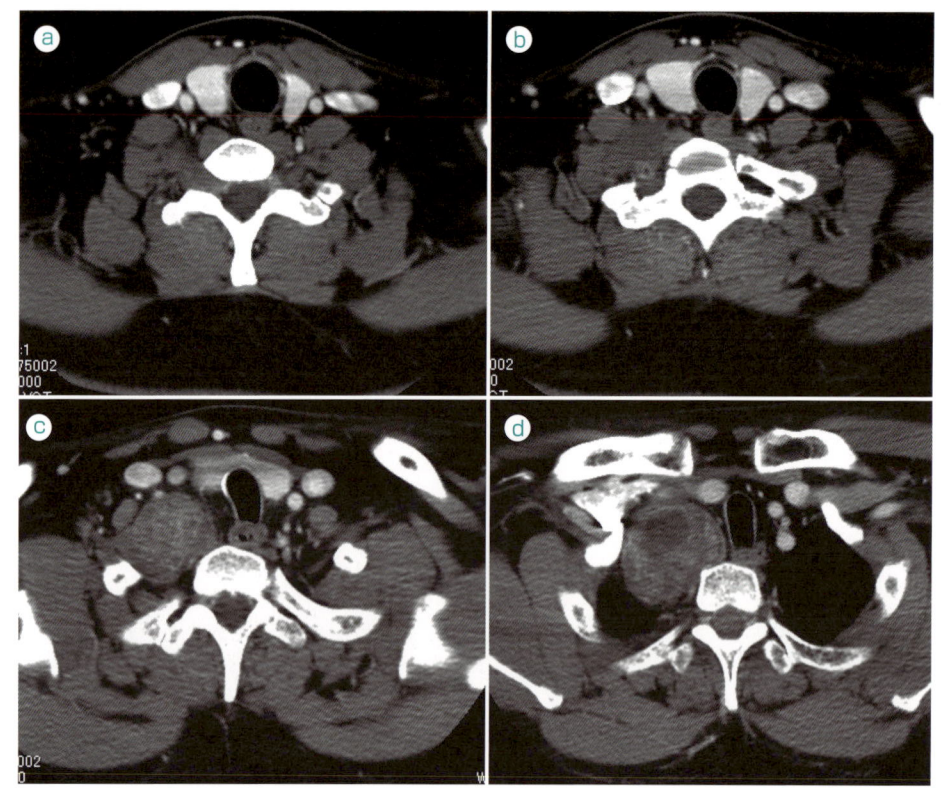

図5 腕神経叢（C8 神経根）腫瘍
ⓐ〜ⓓ造影CT横断像：上下連続方向に順次観察すると，C7/Th1の椎間孔から尾側に下垂するように発育する軟部組織腫瘤を認める。腫瘍の中心部の造影効果は低く，中心部の壊死，変性を疑う。

● 横隔神経腫瘍

　横隔神経は，迷走神経のやや外側で前斜角筋の前面を下降し，鎖骨下動脈第2分節（鎖骨下動脈が前斜角筋の前面を横切る部分）の前を通って胸郭内に進入する。右では，上大静脈の外側縁を下降し，さらに下部では心膜横隔膜血管に伴走して横隔膜面にいたる。左では迷走神経のやや外側をこれと密接に接して下降し，心膜横隔膜静脈に伴走して横隔膜に至る。これらの血管や神経が横隔膜に至る部分が，索状の構造としてCTで同定可能である。ただし横隔神経由来の神経原性腫瘍は極めてまれであり，実際上は鑑別診断の問題にならないことが多い。

● 交感神経由来の腫瘍

　交感神経は，交感神経幹と交感神経節，交通枝からなるが，胸郭入口部では第6頸神経節から第1胸神経節が融合して大きな星状神経節を形成する。星状神経節の部位は，鎖骨下動脈から椎骨動脈が分岐する部位の背側で，第8頸髄神経のすぐ腹側に位置する（図4）。この点が重要である。交感神経由来の腫瘍は，後根神経節付近から発生して，椎間孔付近を進展する腫瘍に比べてやや腹側に位置する。交感神経幹は頭尾方向に走行するので，交感神経起源の神経原性腫瘍の上下に長い形態を取りやすい。

● 腕神経叢腫瘍

　腕神経叢は，第6頸髄神経根から第2胸髄神経根までの神経が，複雑に絡み合い，神経幹を形成しつつ上肢への神経を送る構造である。内側上方から外側下方に斜めに走行する形態を示

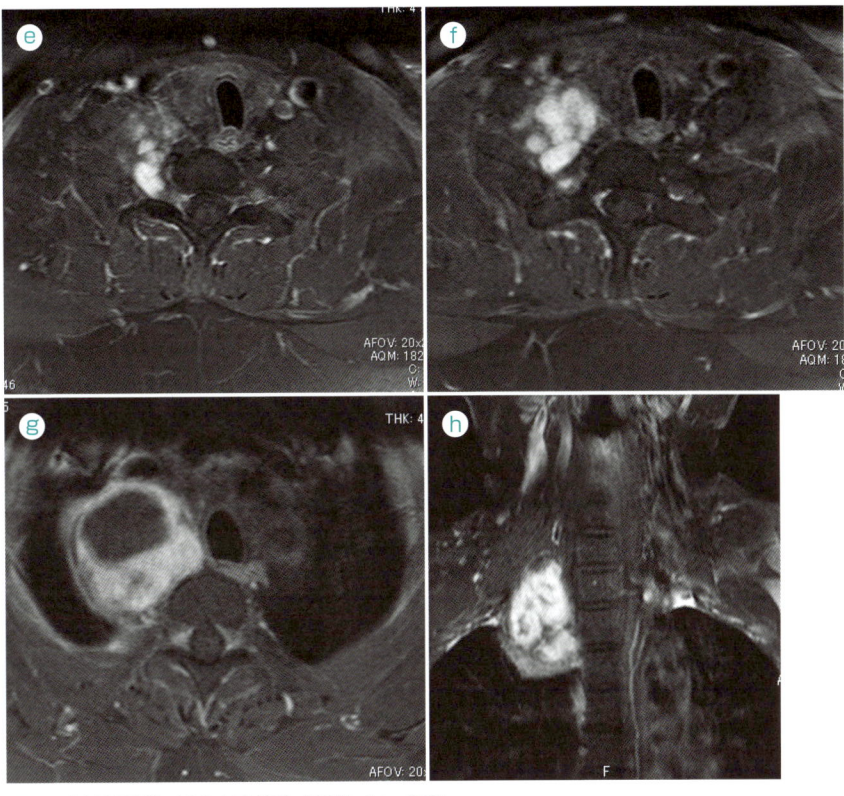

図5 腕神経叢（C8神経根）腫瘍（つづき）
ⓔ～ⓖ横断脂肪抑制造影像：MR造影横断像でも同様の所見が得られる。
ⓗ冠状断脂肪抑制造影像：C8から連続性に下方に下垂する腫瘤を認める。腕神経叢，C8神経根由来の腫瘤であることが明瞭である。

す。横断面方向の画像では，断面が神経根や神経幹の走行に一致せず，腫瘍と腕神経叢の位置関係を十分に把握するのが難しく，冠状断あるいはこれに直行する矢状断像で，腕神経叢の神経幹と腫瘍の関係を描出するのが最も診断上有用である（図5）。星状神経節腫瘍の術後はHorner症候群が，腕神経叢腫瘍では母地となった神経を残せない場合は上肢の神経症状を残すことがあり，星状神経節腫瘍などの交感神経腫瘍と腕神経叢腫瘍は鑑別する必要がある。しかし，C8の神経根と星状神経節は極めて近接しているので，鑑別に迷うことがあり，冠状断像や矢状断像を詳細に評価する必要がある（図6）。

胸髄神経根腫瘍，交感神経腫瘍

後縦隔発生の神経原性腫瘍の多くは，脊髄神経の後根神経節付近から発生する。画像所見からは，傍椎体領域でも背側よりの椎間孔付近に腫瘤を形成する。腫瘍は椎間孔から脊椎管内に進展することがあるが，神経原性腫瘍を強く疑う所見になり得る（図2）。椎間孔から神経管内への進展は，CTに比較してMRがよく描出可能である。これに比べて交感神経幹や神経節は傍椎体領域でもやや腹側に位置しており，神経幹に沿って頭尾方向へ進展しやすい傾向がある（図6）。

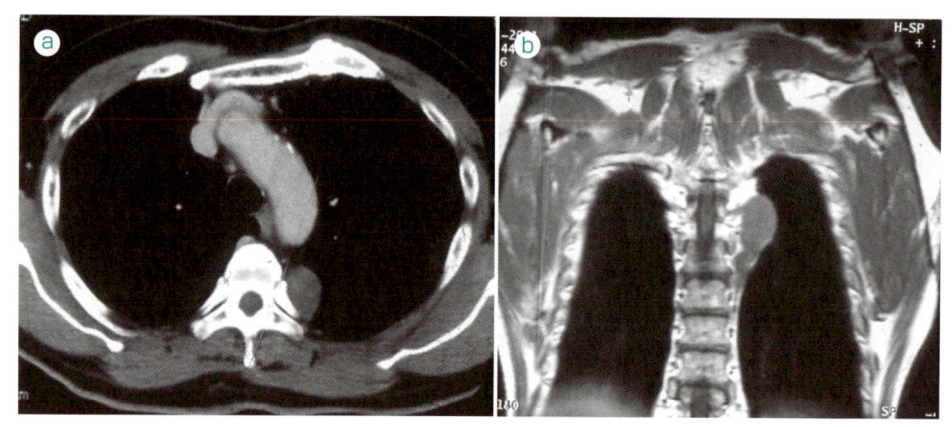

図6　胸椎レベルの交感神経腫瘍
ⓐ 造影CT像：大動脈弓レベルのスキャンで，大動脈の背側，傍椎体領域にやや複雑な内部構造を有する腫瘤を認める。
ⓑ 冠状断T1強調像：腫瘤は上下方向に長い細長い形態をしており，上下方向に走行する交感神経幹に一致した進展をとっている。

肋間神経腫瘍

　肋間神経は，肋間動静脈と並走して肋骨溝に位置している。したがって肋間神経腫瘍は，肋骨溝に位置することになり，肋骨下縁に軟部組織腫瘤を形成する（図7）。神経根から発生した腫瘍が，肋間神経沿いに進展して肋骨下縁沿いに軟部組織腫瘤を形成することがある。

まとめ

　神経原性腫瘍の質的診断，治療法を想定した発生母地となった神経の判断などには，胸郭内の神経の位置や走行を十分に理解しておく必要がある。

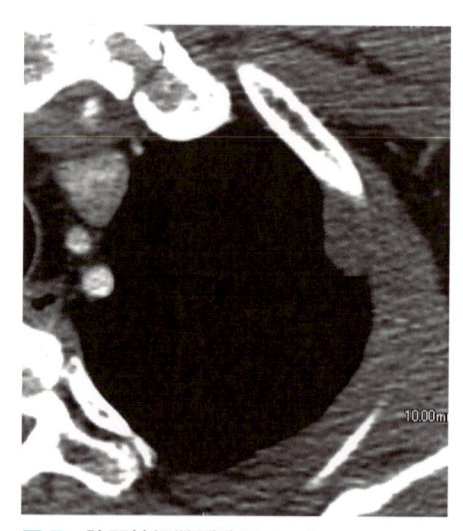

図7　肋間神経鞘腫造影CT像
腫瘍は肋骨溝に位置している。

鑑別診断のポイント

1. 神経原性腫瘍は特徴的MR像（target pattern）を示すことがある。
2. 神経原性腫瘍の起源神経を診断するためには，特徴的な解剖学的位置や発生母地となった神経の走行に一致する進展に着目するとよい。

【文　献】

1) Sakai F, Sone S, Kiyono K, et al. Intrathoracic neurogenic tumors：MR-pathologic correlation. AJR Am J Roentgenol 1992；159：279-83.
2) Sakai F, Sone S, Kiyono K, et al. Magnetic resonance imaging of neurogenic tumors of the thoracic inlet：determination of the parent nerve. J Thorac Imaging 1996；11：272-8.

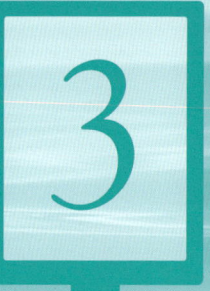

3 前縦隔腫瘍の鑑別診断はどこまで可能か？

原 眞咲　小澤 良之

前縦隔とは

　胸部画像診断の領域では，縦隔の区分としては，古くから，単純X線写真側面像によるFelsonの区分が用いられている[1]。この区分は数多くの症例を側面像にプロットし，その結果から整合性の高い境界線を設定したものであり，臨床画像診断において高い有用性を有している。

　Felsonの区分（図1）では，縦隔を，前縦隔，中縦隔，後縦隔の3つに区分している。解剖や病理の教科書に記載されている古典的な区分では，胸骨柄と胸骨体との関節面と第4，5椎間との間を結んだ面より頭側を上縦隔としているが，解剖学的に境界となる構造は存在しないため，Felsonの区分では定義されていない。前縦隔と中縦隔との境界線は，古典的な分類では心臓の前方であるが，Felsonの区分では，胸郭入口部から尾側，気管の前縁から心後縁を仮想的に連続させた線である（図1）。2009年に日本胸腺研究会より出版された縦隔腫瘍取扱い規約第1版では[2]，Soneらが報告した気縦隔CTにより確認された潜在腔をコンパートメントして区分した[3]。上大静脈，腕頭静脈，大動脈，腕頭動脈，左総頸動脈，左鎖骨下動脈の前方をprecardiovascular zone（anterior zone）とし，Felsonの区分での前縦隔に相当している[2]。CTでの境界を側面像にプロットすると，左右の前

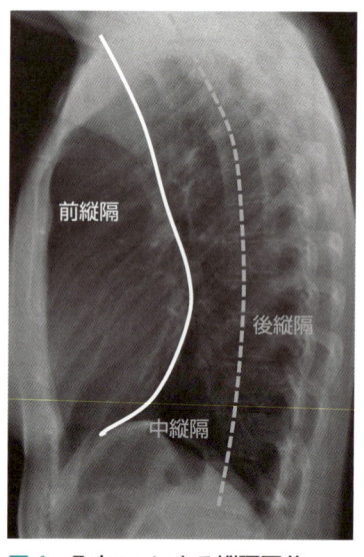

図1　Felsonによる縦隔区分
気管前縁から心後縁に連続させた境界線より前方を前縦隔としている。

中縦隔境界は一致せず左側が複雑な経路を呈し背側に位置するが，下方，心後縁はほぼ一致している。鑑別の端緒となる単純X線写真側面像を用いた区分は，簡潔かつ明確である点で，臨床上有用性が高い。

　前縦隔の解剖は，胸腺が存在する領域と考えるとわかりやすい。心臓レベルでは，心のほぼ外側縁に沿って横隔神経が走行し，通常胸腺組織がこれより背側に進展することは多くないが，縦隔胸膜と心嚢との間隙は心背側縁まで存在し，下肺静脈の全面，食道の腹側で外側に折り返るため境界として用いられる。

　前縦隔と胸壁との境界は，胸腔全長を走行す

る内胸神経，動静脈が目印として適当である。胸郭入口部から，左右腕頭静脈合流レベル（主要3動脈：腕頭動脈，左総頸動脈，左鎖骨下動脈がCTで描出される高さに相当）および，右心室が前胸壁に接する高さより尾側では実際の前縦隔との位置関係が類似している。その間の部分では，前縦隔が前胸壁と接する幅は狭い，あるいは両側肺が接しているため（単純X線写真正面像における前接合線に相当する）あくまで目安として用いられる。

前縦隔に発生する病変

発生母地となる臓器としては胸腺が最も重要である。胸腺上皮から発生する腫瘍（胸腺上皮性腫瘍）として，胸腺腫，胸腺癌，神経内分泌腫瘍が挙げられる。また，胸腺上皮性腫瘍以外の悪性腫瘍としては，悪性胚細胞腫瘍と悪性リンパ腫とが発生する。これらの腫瘍は治療戦略が異なる場合が多く，治療に先立っての病理学的確定診断が必須である。

WHO分類における，type A，ABの胸腺腫は紡錘形または卵円形の腫瘍細胞を有し，腫瘍の境界が明瞭かつ平滑で，周囲への浸潤傾向に乏しく予後が良好とされる。Type Bの腫瘍細胞は多角上皮状であり，type B1，B2，B3の順にリンパ球成分が減少し，悪性度が増す[4)5)]。2011年International Thymic Malignancy Interest Group（ITMIG；イットミグ）より，新たに，Masaoka-Koga（正岡・古賀）の臨床病期分類が提案された[6)]。病理学的に壁側胸膜や，心膜，大血管への浸潤が確認されるとⅢ期となり，予後が悪化するとされる。

胸腺癌の中では，扁平上皮癌が最も多い。そのほか種々の珍しい腫瘍（図2）が分類されているが，臨床的には，扁平上皮癌と胸腺神経内分泌腫瘍（傍神経節細胞腫を除く）とその他に分けて考えると理解しやすい[2)]。神経内分泌腫瘍は，予後の悪い順に小細胞癌，大細胞神経内分泌癌，カルチノイド（非定型的と定型的）に分類されている（高分化型：定型的および非定型的カルチノイド，低分化型：大細胞神経内分泌癌および小細胞癌）。

迷入した胚細胞を起源として胸腺原発の胚細胞腫瘍は発生する。良性腫瘍として成熟奇形腫と胎生初期の未分化組織に類似した組織像を含む未熟奇形腫（いずれも良性）があり，さらに悪性胚細胞腫瘍がある[2)7)]。成熟奇形腫（図3）の頻度が最多であり，悪性胚細胞腫瘍がそれに次ぐ。未熟奇形腫はまれである。胸腺上皮性腫瘍との鑑別は悪性胚細胞腫瘍で重要である。胚細胞からは精上皮腫（seminoma），極めてまれな女性の未分化胚細胞腫（dysgerminoma）が発生する。胚細胞が胎児と胎児外組織とに分化する。胎児組織から胎児性癌（embryonal carcinoma：AFPやHCG高値），胎児外組織から絨毛上皮腫（choriocarcinoma；HCG著明に高値）と卵黄嚢癌（yolk sac tumor；AFP著明に高値，CEA高値）が発生する。青年から中年男性が圧倒的に多く，予後がよい精上皮腫とその他の非精上皮腫胚細胞腫瘍（non-seminoma）とに分けて扱われる。奇形腫と胎児性癌が混在すると癌奇形腫（teratocarcinoma），奇形腫の良性成分から癌や肉腫が発生すると成熟奇形腫の悪性転化（malignant transformation）と呼ばれる。

前縦隔発生悪性腫瘍で3番目に頻度が高い腫瘍は悪性リンパ腫である[8)]。胸腺発生の悪性リンパ腫では，ホジキンリンパ腫，中でも結節硬化型（図4）の頻度が高く，中高年また女性に多い。非ホジキンリンパ腫では，成人に多いdiffuse large B-cell lymphoma（DLBCL；びまん性大細胞型B細胞リンパ腫），若年に好発するprecursor T-cell lymphoblastic lymphoma（T-LBL；前駆型T細胞リンパ芽球型リンパ腫）

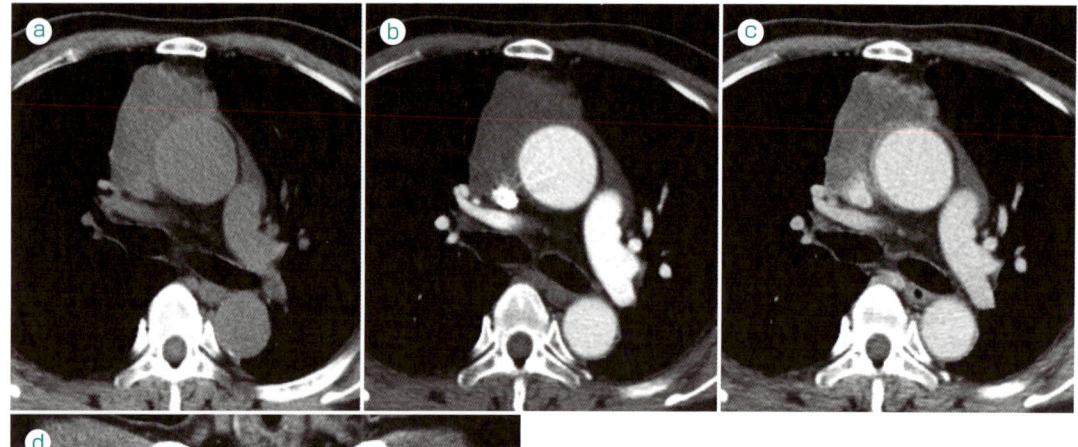

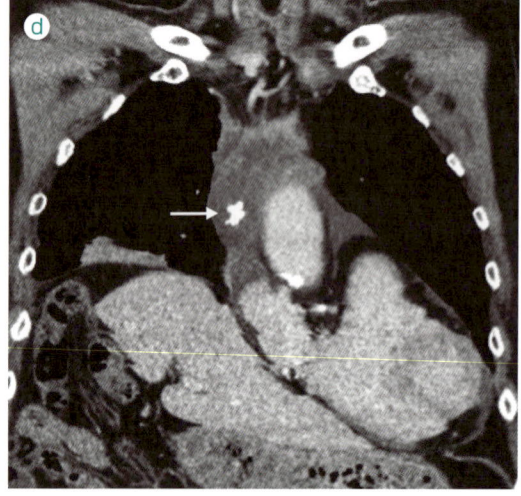

図2 70歳代男性，粘液産生性の腺癌

単純CT（ⓐ）では豊富な粘液を反映して，CT値は30 HUと周囲の血管内血液の吸収値よりも低値である。造影早期相（ⓑ：30秒後），後期相（ⓒ：100秒後）ともに内部の造影効果に乏しい。後期相では辺縁に不整な造影効果が認められる。冠状断再構成画像（ⓓ）では辺縁が不整であり，周囲への浸潤が疑われる。分葉状の石灰化巣を伴っている（→）。病理では豊富な粘液の中に腫瘍細胞が浮遊するcolloid adenocarcinomaの所見であった。CT値と造影パターンが鑑別のポイントとなる。

がある。悪性度が低い病変として，粘膜関連組織に発生するmucosa-associated lymph tissue lymphoma（MALT lymphoma）が挙げられる（図5）。胸腺発生のMALTリンパ腫は，1：4で女性に多く，アジアに多いとされている。自己免疫疾患合併率，中でもシェーグレン症候群に高率に合併する[8)9)]。

前縦隔に発生するその他の充実性病変としては，前縦隔を走行する迷走神経あるいは横隔神経から発生する神経原性腫瘍（神経鞘腫，神経線維腫）が挙げられる[10)]。神経線維腫症1型（von Reclinghausen病）の場合これらの神経から生じた神経線維腫がまれならず観察される（図6）。末梢神経から発生した神経原性腫瘍の悪性化は非常にまれではあるが，悪性末梢神経鞘腫瘍が生じ得る[11)]。その他，前縦隔に発生する軟部腫瘍として静脈性血管奇形（海綿状血管腫）（図7），胸腺脂肪腫，さまざまな肉腫がまれに経験される。

前縦隔で出現頻度が高い嚢胞性病変は，心膜嚢胞と胸腺嚢胞である。さらに，気管支原性嚢胞や嚢胞状リンパ管腫にも時に遭遇する。特殊な嚢胞性病変として多房性胸腺嚢胞（multilocular thymic cyst）がある。嚢胞壁に炎症を伴う後天性嚢胞とされており，シェーグレン症候群をはじめとする自己免疫性疾患との関連があり，MALTリンパ腫との関連も示唆される。

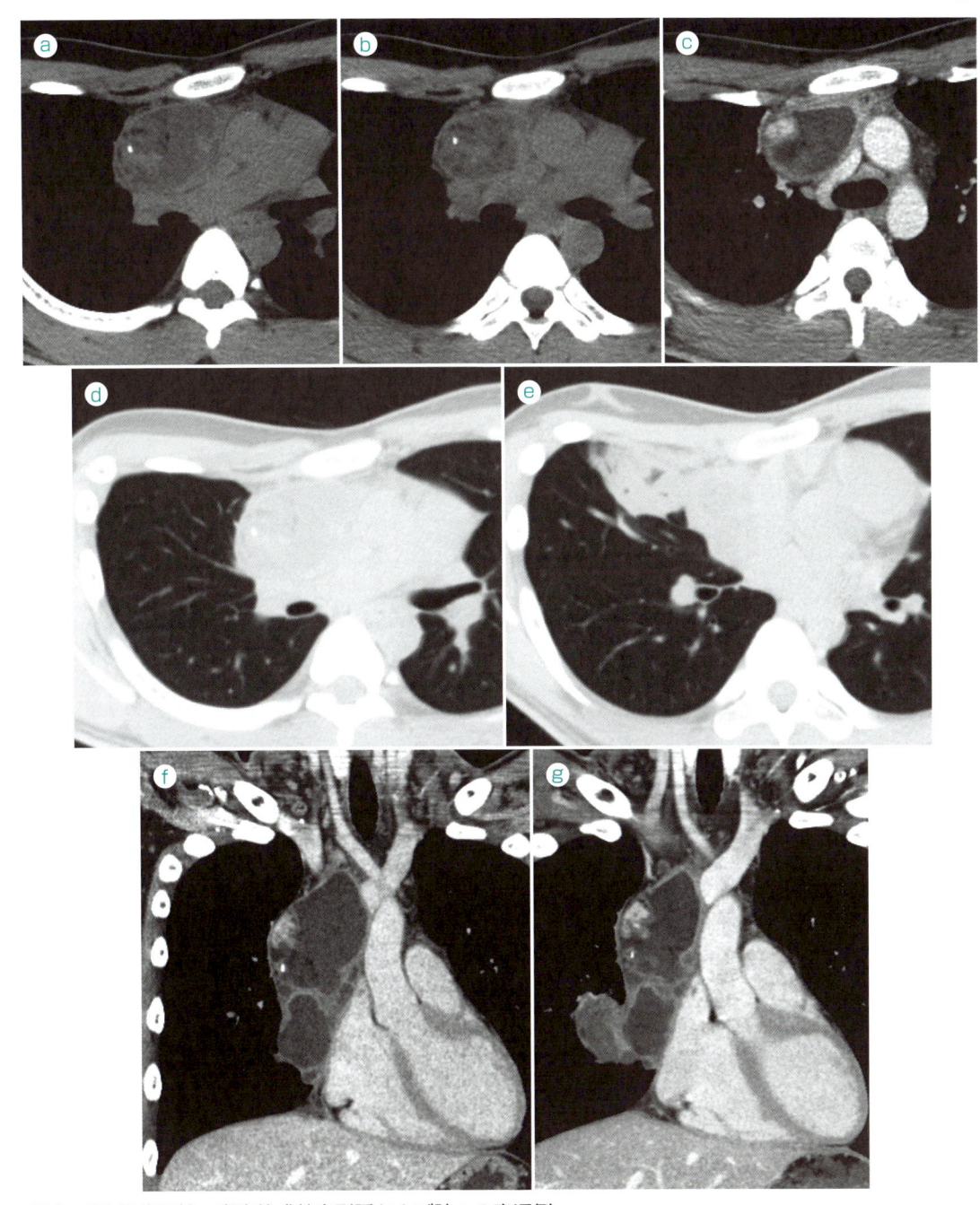

図3 20歳代男性，囊胞状成熟奇形腫および肺への穿通例

　これまでにもときどき胸痛があったが収まっていた。精査で前縦隔腫瘤が指摘され手術目的で紹介された。来院時の単純CT（a）では，内部に脂肪吸収値巣と石灰化を認め，壁が比較的厚い病変であり，囊胞状成熟奇形腫の典型例と考えられる。1週間後前胸部痛を訴え緊急入院となった際のCT（b）では，腫瘤は縮小している。造影CT（c）では右側縁に造影結節が認められる。初診時のCT肺野条件（d）では腫瘤と肺との境界は若干不整であるが，緊急入院時（e）では中葉にコンソリデーションが出現している。それぞれの時期の冠状断再構成像（f，g）では，腫瘤全体が縮小，肺側に軟部吸収値巣が出現しており，肺への穿通が考えられる。手術で囊胞状成熟奇形腫と診断された。肺中葉と下葉の一部が合併切除され，誤嚥性肺炎所見であった。造影巣は唾液腺組織であり，悪性所見はみられなかった。

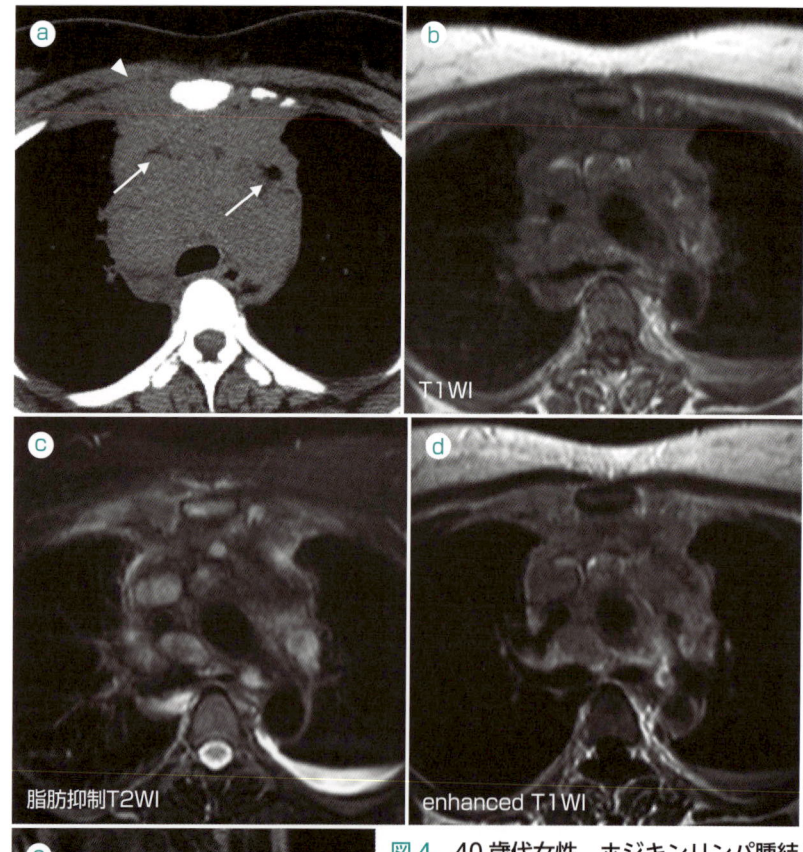

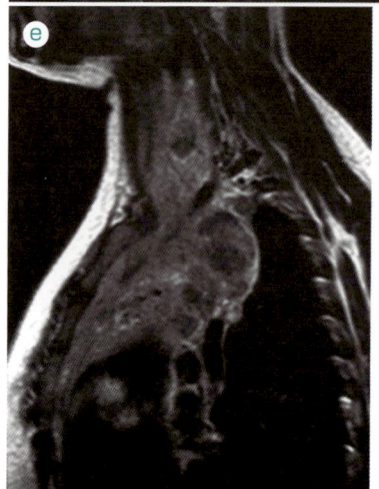

図4 40歳代女性，ホジキンリンパ腫結節硬化型

単純CT（ⓐ）では前縦隔に辺縁不整な大きな腫瘤が認められる。内部には不整形の脂肪吸収値巣が散見される（→）。前胸壁への浸潤所見も認められる（▶）。MRI，T1強調像（ⓑ）では骨髄と同様の低信号，脂肪抑制T2強調像（ⓒ）では低信号，高信号部が混在しており左側に胸水貯留を伴っている。不均一，多結節状の造影効果を呈している（ⓓ）。中縦隔，鎖骨上窩にもリンパ節腫大を伴っており，前胸壁への浸潤，胸水貯留と合わせ，悪性リンパ腫が考えやすい所見である。生検で，ホジキンリンパ腫，結節硬化型と診断された。腫瘍内の脂肪組織は腫大したリンパ節間に介在する脂肪化した胸腺組織と考えられる。

鑑別診断の実際

前縦隔に充実性の悪性腫瘍が疑われる病変を認めた場合，胸腺上皮腫瘍，悪性胚細胞腫瘍，悪性リンパ腫，悪性末梢神経鞘腫瘍をはじめとする間葉性の肉腫，転移性腫瘍のいずれかを鑑別する必要がある。画像情報を評価する以前に，患者情報として年齢，性別が鑑別に重要である[7)8)]。高齢者や女性では悪性胚細胞腫瘍の頻度は低い。次いで，悪性胚細胞腫瘍では特徴

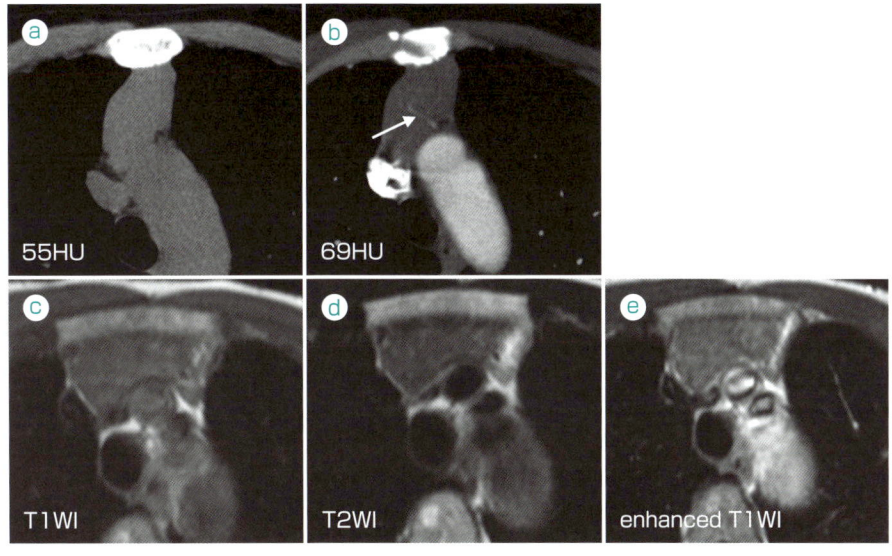

図5 50歳代女性，MALTリンパ腫

単純CT（ⓐ）では紡錘状の均一な吸収値（55 HU）を呈する病変であり，均等に淡く造影され（69 HU，ⓑ），内部には血管構造が通過する angiogram sign（→）が認められる。MRI，T1強調像（ⓒ）では骨髄と同様の低信号，T2強調像（ⓓ）では均一な低信号。若干不均等だが全体が造影効果を呈している（ⓔ）。CTとMRIとでは全体の形状が異なっており，胸腔内圧の変化で形状変化を来す比較的均一な性状かつ柔らかな病変と考えられる。MALTリンパ腫の特徴の一つであるが，多嚢胞構造を伴うとより典型的である。

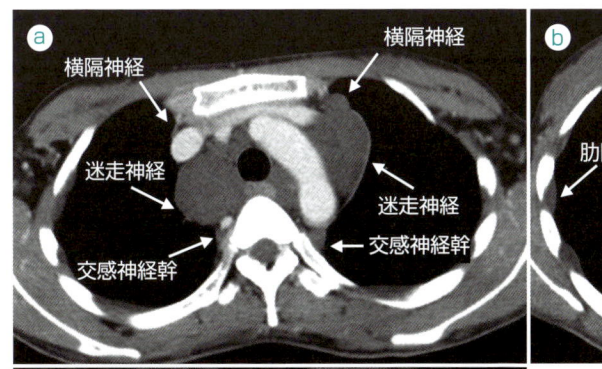

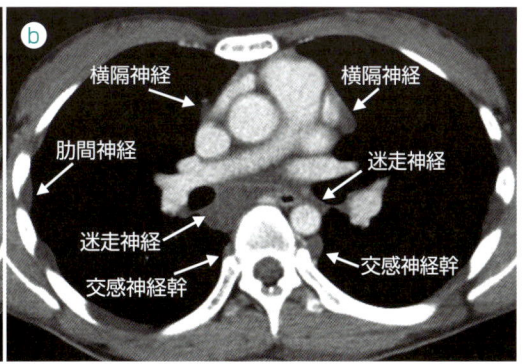

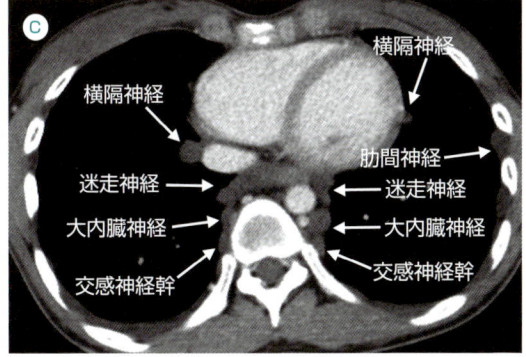

図6 30歳代女性，神経線維腫症I型症例

大動脈弓（ⓐ），右肺動脈（ⓑ），左室中央部レベル（ⓒ）の軸位断像である。多数の神経線維腫が縦隔内神経走行に沿って存在している。それぞれの神経走行を熟知しておくと鑑別の際有用である。

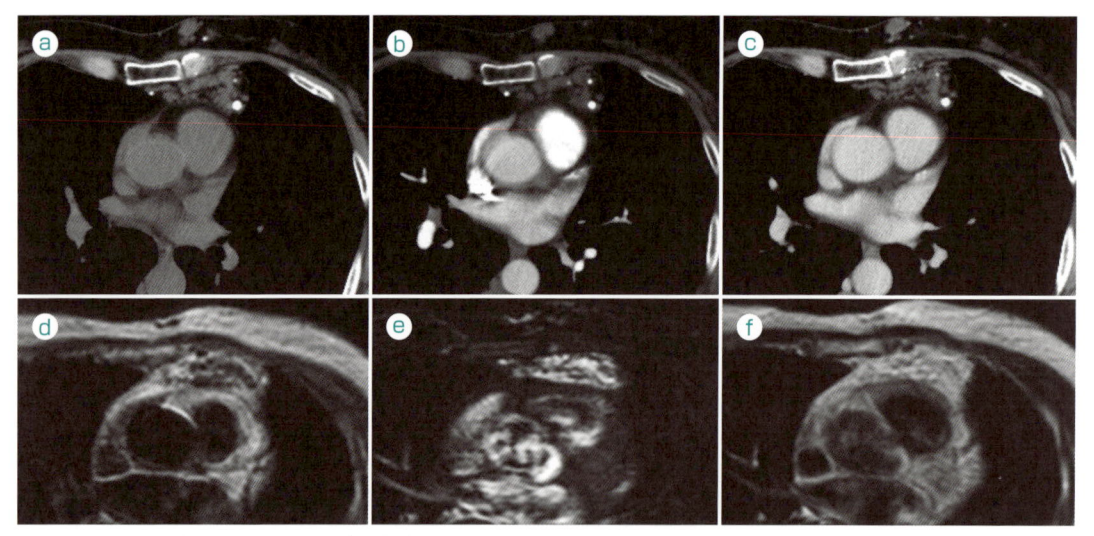

図7 70歳代女性，前縦隔および前胸壁の静脈性血管奇形（海綿状血管腫）症例
　前縦隔に帯状，結節状の軟部吸収値巣が脂肪吸収値巣と混在し（ⓐ），均等な造影効果を呈している（ⓑ，ⓒ）。この所見は胸腺脂肪腫と類似している。辺縁平滑かつ粒状の石灰化巣（静脈石）が散見され，静脈性血管奇形という診断が可能となる。また，胸腺脂肪腫が前胸壁に浸潤することは考えにくい。軟部吸収値領域は，MRI，T1強調像（ⓓ）では胸壁の筋肉と同様の低信号，脂肪抑制T2強調像（ⓔ）では著明な高信号。均一かつ脂肪と等信号の造影効果を呈している（ⓕ）。肝の血管腫と同様の信号パターンと考えられる。前縦隔病変が病理では静脈性血管奇形と診断された。胸壁病変も同様の病態と推察される。

的な腫瘍マーカーが高値を呈すれば診断は容易であり，画像所見の評価なしで速やかに治療に移行することも可能である。しかし，われわれの経験では，非精上皮腫悪性胚細胞腫では全例で異常高値を呈するが，頻度の高い精上皮腫の約半数で腫瘍マーカーが基準値内であることを知っておくべきである。

　正岡・古賀臨床病期分類[6]において，胸腺腫は大きく非浸潤性と浸潤性とに分類され予後も異なる。画像所見としては，辺縁に凹凸が多少認められても辺縁平滑で，境界明瞭な病変は非浸潤性のことが多いが，病理学的な浸潤の有無が診断の基準であるため，レトロスペクティブに評価しても部分的な浸潤は画像上指摘が困難なことがしばしば経験される。手術で剝離が困難で合併切除を要した場合であっても病理学的に腫瘍浸潤がなければ非浸潤性となるが，現在の画像診断の水準では，偽陽性・偽陰性いずれも生じる。特に肺への浸潤については偽陽性を呈することが多い。浸潤性胸腺腫の大きな特徴は，腫瘍が局在する同側の胸腔内播種である。胸腔内をくまなく丁寧に観察する必要があり，CTを読影する際には特に尾側線に注意を要する。椎間孔から脊柱管に進展することも経験される。胸腔内播種を来しても可及的な腫瘍摘出により予後の改善が期待できるため適切な時期に指摘する必要がある。

　局所の浸潤が強い浸潤性胸腺腫，胸腺癌，神経内分泌腫瘍の画像的な鑑別は残念ながら基本的には困難である。腺癌の中で，粘液産生が著明な腫瘍では，粘液を反映した低CT値，遅延造影効果という所見が鑑別の助けとなるが（図2），後述する粘液腫状変性との識別が問題となる（図8）。臨床上鑑別診断の必要性が高い，悪性胚細胞腫瘍と悪性リンパ腫も特徴的な所見を呈する一部の腫瘍を除いては鑑別が困難なことが多い。治療前には病理学的検索が必須であるが，線維化が強い病変など，生検でも精上皮腫，

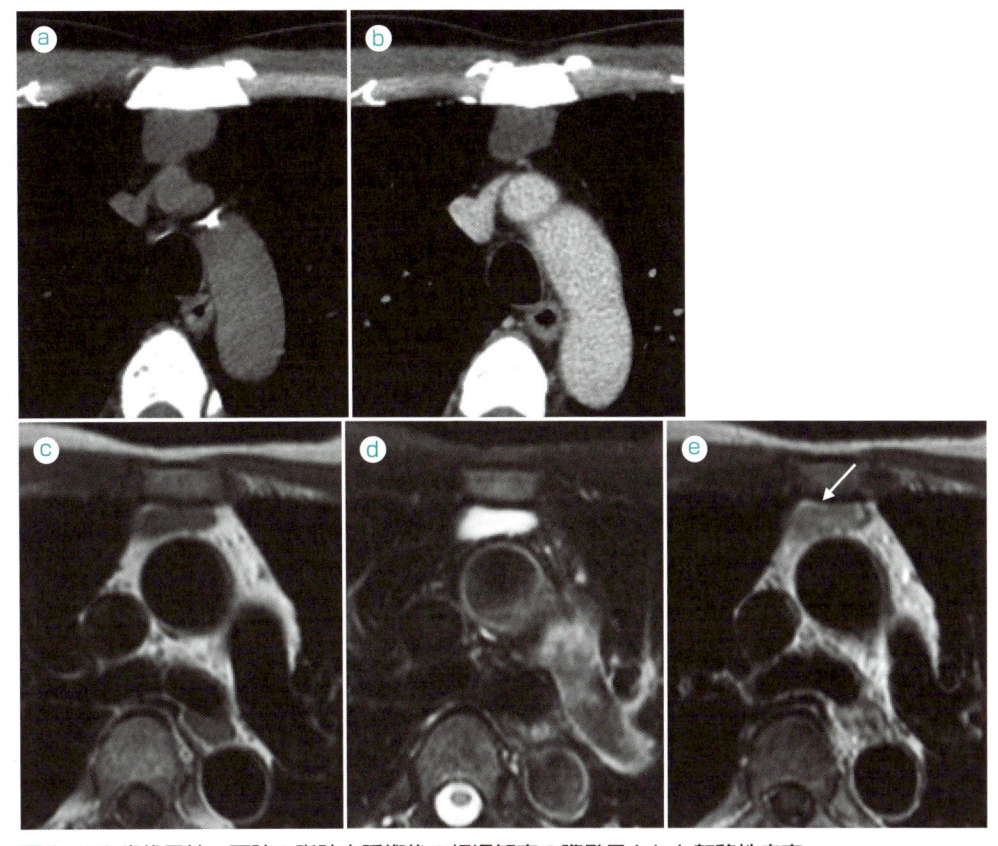

図8 50歳代男性，下肢の脂肪肉腫術後の経過観察の際発見された転移性病変

前縦隔に24×18 mm大，CT値14 HUと低値，辺縁平滑な結節が認められる（ⓐ）。造影100秒後のCTではCT値22 HUと造影効果に乏しく（ⓑ），囊胞の可能性も考えられた。MRI，T1強調像（ⓒ）では胸壁の筋肉と同様の低信号，脂肪抑制T2強調像（ⓓ）では著明な高信号であり，かつ，CTと形状変化も明らかであるため，囊胞でもよい所見である。しかし，造影10分後の撮像で（ⓔ）不均等な造影効果が確認され（→），粘液腫状変性を来した充実性病変と考えられた。脂肪肉腫の粘液型で矛盾しない所見である。造影後十分に時間の経過した時点での撮影，撮像が必要である。手術で，脂肪肉腫の転移と診断が確定した。この所見は粘液産生性腺癌，粘液性コロイド腺癌との鑑別が問題となると考えられる。

大細胞型悪性リンパ腫，胸腺腫が鑑別困難となり，外科的生検を要する場合がまれならず経験される。

前縦隔の悪性病変で鑑別が可能な病変としては，若年発生で，増大速度が速く，胸水や心囊水を伴う場合，前駆型T細胞リンパ芽球型リンパ腫をまず念頭に置くべきである。逆に，柔らかな性状が疑われ，囊胞が内部に形成される場合は，MALTリンパ腫が挙げられる（図5）。悪性リンパ腫全体の特徴としては，small round cell tumorとしての周囲の構造を保ちつつ浸潤する所見であり，胸壁特に肋肋軟骨への浸潤が鑑別の手がかりとなる（図4）。前縦隔以外の部位にリンパ節腫大を伴う場合は，悪性リンパ腫と診断しやすい（図4）。非常にまれであるが，肉腫が前縦隔に発生することがある。周囲のリンパ節転移や浸潤所見が著明な場合に考慮される。

前縦隔には，横隔神経と迷走神経（主には縦隔上部）が存在する。これらの神経の走行部位を理解すれば，病変が神経起源か否かを判断できる。神経線維腫症Ⅰ型の患者では神経線維腫が広範囲にみられることが多い（図6）。神経線維腫は紡錘状，神経鞘腫は神経の走行に沿った

長円形を呈することが多い。

　構成成分の画像所見に特徴があれば鑑別可能となる病変がまれならず経験される。まず第一に脂肪成分の存在があり，成熟奇形腫，脂肪腫，胸腺脂肪腫が挙げられる。成熟奇形腫の頻度が高く，厚い被膜を有する囊胞状構造が典型的であり，脂肪組織や歯牙を確認すれば診断は容易である（図3）。内容は毛髪が混在した皮脂分泌物が主体であるが，縦隔の奇形腫では膵組織や唾液腺組織を伴うことがあり，自己消化による破裂の原因となる（図3）。成熟奇形腫の構成成分が悪性化すると悪性転化と呼ばれる。卵巣の成熟奇形腫から発生する悪性腫瘍は扁平上皮癌がほとんどであるが，縦隔では腺癌もしばしば見られる。脂肪腫は全体が脂肪組織からなる。脂肪組織と軟部組織とが混在している場合，胸腺脂肪腫の可能性がある。正常胸腺組織と脂肪腫とが層状に混在し，柔らかな性状を反映して前縦隔から心辺縁に沿って背側に垂れ下がり横隔膜を覆うという独特の形状を呈し，巨大な病変が偶然に発見される場合もある。

　悪性病変として，脂肪肉腫と胸腺脂肪肉腫とがある。脂肪の中に軟部吸収値を呈する肉腫成分が存在する場合はわかりやすいが，高分化な肉腫では良性脂肪腫との鑑別が画像上難しいこともある。粘液型では全体が粘液腫状を呈し，脂肪が存在しないとほかの腫瘍の粘液腫状変性あるいは粘液産生腫瘍との鑑別が必要となる（図2，8）。

　成熟奇形腫における歯牙状の高吸収値巣のほかに，円形で辺縁平滑，明瞭な静脈石様の石灰化が存在する場合，従来海綿状血管腫と呼ばれていた静脈性血管奇形（venous malformation）との診断が可能である（図7）。遅い血流を反映した綿花状の造影所見も有力な診断根拠となる。

　CT検診で無症状の小さな囊胞性病変が発見される機会が増加している[12]。前縦隔の囊胞性病変は，心膜囊胞，胸腺囊胞，囊胞状リンパ管腫が挙げられるが胸腺囊胞の頻度が高い。また，前縦隔に異所性の気管支原性囊胞も生じる。CT値の高い囊胞の場合は，分泌物が充満する気管支原性囊胞と出血を来した胸腺囊胞との鑑別が問題となる。CTあるいはMRIで造影効果に乏しいという所見が囊胞の典型像であるが，CTでは濃い造影剤によるアーチファクト，MRIでは血流によるアーチファクトにより評価が困難となる例も多く，形状そのものあるいは，経時的，吸気や呼気，CTとMRIでの形状変化といった所見を参考にすべきである[12]。

鑑別診断のポイント

1. 充実性病変の場合，胸腺上皮性腫瘍，胚細胞性腫瘍，悪性リンパ腫をまず念頭におく。
2. 胸腔内播種は浸潤性胸腺腫に特徴的であるが，胸腺癌でもまれに起こる。
3. 腫瘍マーカーは胚細胞性腫瘍の診断に有用であるが，精上皮腫では陰性であることがときどきある。
4. 成熟奇形腫に特有の所見は脂肪，歯牙，骨髄成分である。脂肪吸収値と正常胸腺に相当する軟部吸収値成分が混在する柔らかに横隔膜を覆う病変として，胸腺脂肪腫を知っておくべきである。脂肪と軟部吸収値が混在し，静脈石を思わせる粒状石灰化巣を伴う病変では静脈奇形（血管腫）を考える。
5. 多房性嚢胞は，mucosa-associated lymphoid tissue lymphoma（MALTリンパ腫）や炎症を伴う多房性胸腺嚢胞（multi-locular thymic cyst）を考え，シェーグレン症候群など膠原病の合併を検索する。

【文献】

1) Felson B. Chapter 11. The mediastinum. In：Chest roentogenology. Philadelphia：WB Saunders, 1973：389-420.
2) 日本胸腺研究会, 編. 臨床・病理縦隔腫瘍取扱い規約, 第1版. 東京：金原出版, 2009.
3) Sone S, Higashihara T, Morimoto S, et al. Potential spaces of the mediastinum：CT pneumomedi-astinograpy. AJR Am J Roentgenol 1982；138：1051-7.
4) Tomiyama N, Müller NL, Ellis SJ, et al. Invasive and noninvasive thymoma：distinctive CT features. J Comput Assist Tomogr 2001；25：388-93.
5) Sadohara J, Fujimoto K, Müller NL, et al. Thymic epithelial tumors：comparison of CT and MR imaging findings of low-risk thymomas, high-risk thymomas, and thymic carcinomas. Eur J Radiol 2006；60：70-9.
6) Detterbeck FC, Nicholson AG, Kondo K, et al. The Masaoka-Koga stage classification for thymic malignancies：clarification and definition of terms. J Thorac Oncol 2011；6：S1710-6.
7) 楠本昌彦, 渡辺裕一, 芝奈津子, ほか. 縦隔原発胚細胞性腫瘍. 画像診断 2009；29：1537-46.
8) 藤本公則, 佐土原順子, 寺崎 洋, ほか. 縦隔原発悪性リンパ腫. 画像診断 2001；21：379-88.
9) 正岡 昭, 監. 藤井義敬, 編. 9 縦隔：呼吸器外科学（改訂4版）. 東京：南山堂, 2009.
10) 原 眞咲, 小澤良之, 加藤真帆, ほか. 縦隔原発神経原性腫瘍. 画像診断 2009；29：1560-73.
11) Ogino H, Hara M, Satake M, et al. Malignant peripheral nerve sheath tumor of intrathoracic vagus nerve. J Thorac Imaging 2001；16：181-4.
12) 原 眞咲, 伊藤雅人, 荻野浩幸, ほか. 縦隔嚢胞性病変のCT, MRI診断. 日医放会誌 2001；61：147-55.

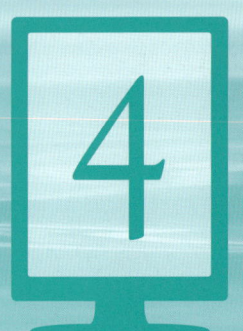

4 リンパ腫とその他の縦隔腫瘍の鑑別, リンパ腫の亜分類の鑑別

佐土原 順子　　藤本 公則

はじめに

　縦隔腫瘍の多くは外科的切除が治療の第1選択となることが多いが，悪性リンパ腫は原則外科的切除の適応ではない。悪性リンパ腫を疑った際にはまず生検を行い，確定診断をつけて，治療方針を決定しなければならない。悪性リンパ腫の病理診断は形態学的診断のみならず，細胞表面マーカー解析，染色体分析，遺伝子再構成検査なども行う必要があるため，十分な検体量が必要で，さらに採取後の検体を慎重に取り扱わなければ診断ができない場合がある。画像診断医は悪性リンパ腫の画像的・臨床的特徴を熟知し，診療担当医や病理医に悪性リンパ腫の可能性があることを伝えなければならない。

　本稿ではまず，縦隔に発生する悪性リンパ腫の代表的な組織型の臨床およびCTやMRIなど画像的特徴を解説する。また，悪性リンパ腫と鑑別が必要となる充実性腫瘍の特徴についても概説し，どの程度鑑別が可能であるかを述べたい。

縦隔に発生する悪性リンパ腫

　縦隔に発生する悪性リンパ腫は，縦隔に原発するものと全身病変の一部すなわち2次性病変としてみられるものに分けられる。2次性病変としてみられるものは，全身の複数領域のリンパ節や他臓器にも病変がみられるため，比較的診断が容易であることが多い。縦隔に原発するものはまれに中・後縦隔に発生することもあるが，前縦隔に発生する頻度が最も高く，胸腺か前縦隔のリンパ節から発生すると考えられている[1]。

　悪性リンパ腫の世界保健機関（World Health Organization：WHO）組織分類は 2008 年に改訂された[2]。細胞の起源からB細胞性リンパ腫，natural killer（NK）/T細胞性リンパ腫，およびHodgkinリンパ腫の3つに分類され，B細胞性リンパ腫，natural killer（NK）/T細胞性リンパ腫はさらに前駆（未熟）細胞性と成熟（末梢性）細胞性とに分けられる[2]。

　縦隔に発生する悪性リンパ腫で発生頻度が高く重要なものは，縦隔（胸腺）原発大細胞型B細胞性リンパ腫〔primary mediasitinal (thymic) large B cell lymphoma：PMLBL〕，T細胞性リンパ芽球性リンパ腫/白血病（T-cell lymphoblastic lymphoma/leukemia：TLL），結節硬化型古典的Hodgkinリンパ腫（nodular sclerosis classical Hodgkin lymphoma：NSCHL）の3組織型である。これらは臨床的にも aggressive lymphoma に分類され，疾患単位も治療法も異なるため鑑別が重要となるが，画像所見だけではこれらを鑑別することは難しい。各組織型の臨床的特徴や好発年齢などを合わせることで，鑑別

4 リンパ腫とその他の縦隔腫瘍の鑑別，リンパ腫の亜分類の鑑別

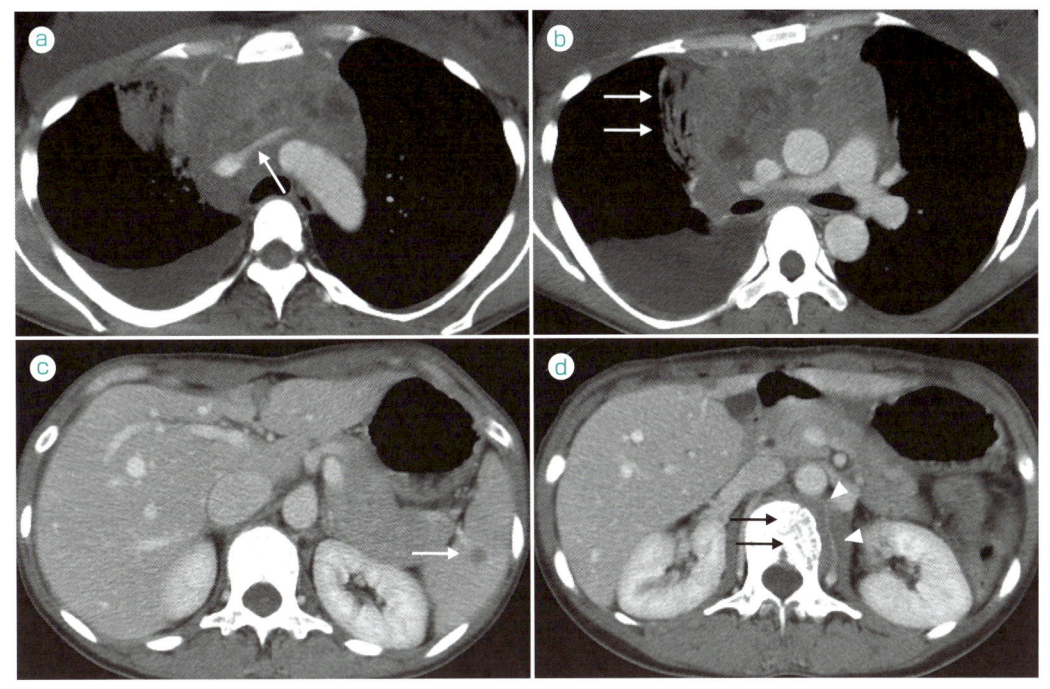

図1　30歳代，女性：縦隔（胸腺）原発大細胞型B細胞性リンパ腫（造影CT）
ⓐ，ⓑ前縦隔を主体に辺縁不整な巨大腫瘤を認める。内部には壊死や嚢胞構造を示唆する低吸収域が混在しており，不均一に造影されている。腫瘤の右側は右肺へ浸潤しており，一部，気管支透亮像がみられる（ⓑ→）。左腕頭静脈から上大静脈は腫瘤内を貫通しているようにみえる（ⓐ→）。中縦隔や右肺門リンパ節の腫大もみられ，転移が疑われる。右胸水が貯留している。
ⓒ脾臓には低吸収域がみられ，胸郭外臓器の転移巣が疑われる（→）。
ⓓ腰椎左側寄りにわずかに骨融解像がみられ（→），椎体周囲に軟部腫瘤を形成している（▷）。転移巣が疑われる。

に近づく可能性はあるため，以下に3組織型の臨床的特徴と画像所見について述べる。

縦隔（胸腺）原発大細胞型B細胞性リンパ腫（PMLBL）（図1）

　非Hodgkinリンパ腫の約2～3％で，成人の縦隔原発悪性リンパ腫の中では最も頻度が高い。20～40歳代に好発し，女性にやや多い（男女比2：3）[1]。胸腺B細胞由来と考えられており，前縦隔の巨大腫瘤として認められることが多い。Shafferらの43例の画像所見の報告では，1例のみ中・後縦隔の腫瘤として認められ，残り42例は前縦隔の腫瘤であった[3]。前縦隔の左右にわたって存在するもの，左右に偏在するものなど，前縦隔での存在部位はさまざまである。CTでは圧排増殖性に進展し，辺縁は整・不整がほぼ同頻度でみられる。内部に壊死や偽嚢胞構造を示唆する低吸収域が混在することが多く，不均一に造影される。病理組織学的に線維化や硝子化が介在し，腫瘍内部が多結節状に分割されるような形態を呈する場合はCT像でも腫瘍内部を多結節状に分ける隔壁様構造がみられることもあり，結節硬化型古典的Hodgkinリンパ腫や胸腺腫との鑑別が難しい。周囲の胸壁や肺へ直接浸潤することがあり，特に肺浸潤では腫瘍と接する部分の圧排所見のみならず，腫瘍が縦隔・臓側胸膜を越えて肺内に向かって連続性に深く浸潤する所見を呈することがある（図1）。上大静脈症候群や気道の狭窄・閉塞による症状を来すこともある[1]。特に血管浸潤はほかの2組織型に比べ，有意に高いという報告もある[4]。胸水や心嚢液貯留も約1/3～1/2で認められ

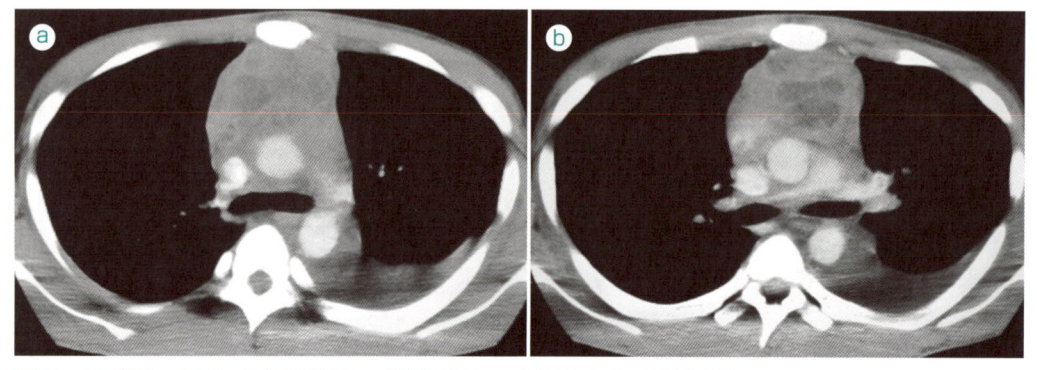

図2 10歳代，男性：T細胞性リンパ芽球性リンパ腫/白血病（造影CT）
ⓐ，ⓑ前縦隔に腫瘤を認める。辺縁はやや不整で内部には壊死や囊胞状に低吸収域が不均一に混在する。左胸水が貯留している。

る[4)5)]。縦隔リンパ節転移はみられるが，胸郭外リンパ節への転移の頻度は低く[6)]，胸郭外病変では肝，脾，腎，副腎，皮膚，脳などの節外性病変をつくることがある。MRIでは充実性部分はT1強調像で筋肉と等〜やや高信号，T2強調像で高信号を呈するが，T2強調像では線維化や硝子化の病理所見を反映して，腫瘤内部に隔壁様の線状低信号を認めることや，壊死や偽囊胞構造を反映して，非常に高信号を呈するなど不均一な信号となることも多い[1)5)]。これら腫瘍内部の変化はコントラスト分解能に優れるMRIのほうがCTより検出率は高い印象を持っている。

T細胞性リンパ芽球性リンパ腫/白血病（TLL）（図2）

小児から20歳代の若年男性で，急速に増大する前縦隔腫瘍と胸水や心囊液貯留を認め，これに伴う急性呼吸不全，胸痛，心タンポナーデ症状などの救急疾患をみた場合，まず，この疾患を考える[7)8)]。TLLはT細胞性リンパ芽球が骨髄，血液，胸腺，リンパ節に腫瘍性に増殖する疾患で，小児の非Hodgkinリンパ腫の約25％程度，成人では約2％にすぎない[1)]。早期から中枢神経系，骨髄，性腺に浸潤するため，この疾患を疑った場合，早急に経皮針生検など診断を

行い，治療を開始する必要がある[8)]。CTでは前縦隔を主体に急速に増大する巨大腫瘤を形成し，辺縁は整・不整ともにあり得る。ほかのリンパ腫同様，内部には壊死や囊胞状の低吸収域が不均一に混在する。ほかのリンパ腫2疾患と比較し，胸水・心囊液貯留の頻度が半数以上と高く，上大静脈症候群など血管浸潤も起こる[9)]。TLLをthymic type, nonthymic typeに分類し，thymic typeの方が縦隔により大きい腫瘤を形成し，血管浸潤，胸水・心囊液貯留，気道閉塞が多いという報告もある[10)]。縦隔リンパ節転移以外に頸部や鼠径部など胸郭外リンパ節への転移や脾腫なども伴うことがある[4)10)]。

結節硬化型古典的Hodgkinリンパ腫（NSCHL）（図3）

Hodgkinリンパ腫は本邦では全リンパ腫の約4〜5％と，欧米の1/10程度であり頻度は低い。Hodgkinリンパ腫のほとんどがB細胞由来で，縦隔に発生するHodgkinリンパ腫のほとんどがNSCHLである。NSCHLは10〜40歳代に好発し，男女差はないか，わずかに女性に多い[9)]。これらの点はPMLBLに類似しているが，前述した2疾患に比べると，検診異常などで発見されるなど，発症時に自覚症状が乏しいことも少なくない。CTでは前縦隔に巨大腫瘤を形成す

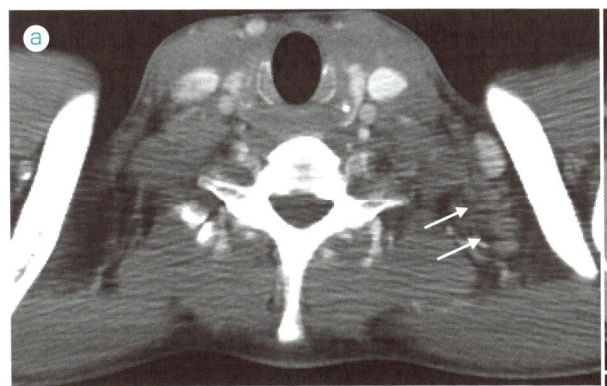

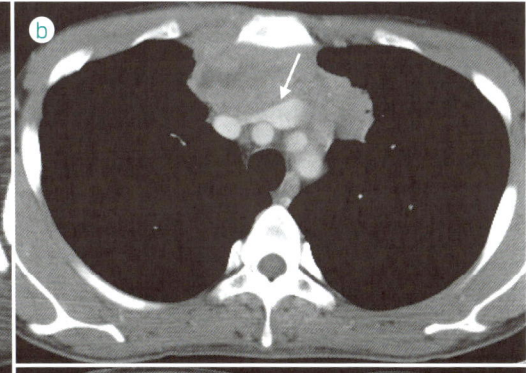

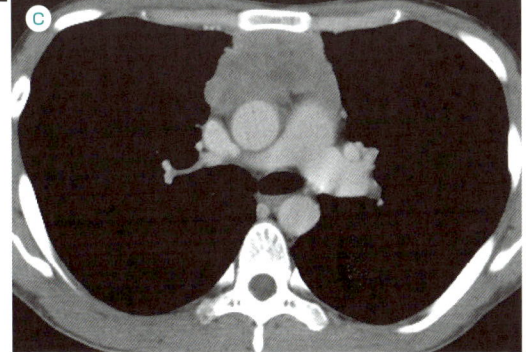

図3　30歳代，女性：結節硬化型古典的Hodgkinリンパ腫（造影CT）
ⓐ左鎖骨上窩にリンパ節の集簇を認め（→），転移巣が疑われる。
ⓑ，ⓒ前縦隔に辺縁不整，内部に低吸収域が混在する腫瘤を認める。腫瘤の内部を左腕頭静脈が貫通している（ⓑ→）。腫瘤の左側では左肺へ浸潤が疑われる。

る場合と腫大リンパ節が集簇するような多結節状形態を呈する場合があり，前縦隔に限局するものが約40％，前・中縦隔の両方に病変をつくるものが約60％である[9]。腫瘤は分葉状の形態を呈することが多く，内部には囊胞様，あるいは壊死性病変を示唆する低吸収域が混在する[1)7)8]。病理学的には厚い線維性被膜様構造で囲まれる結節で構成され，腫瘍性増殖を来した細胞のなかにReed-Sternberg（RS）細胞が存在している。線維性被膜様構造とともに壊死も多くみられるため，これらを反映してCTでは不均一な吸収値，造影効果を呈する。頻度は高くないが，胸壁や肺へも直接浸潤することがある。縦隔や肺門，鎖骨上窩リンパ節にも病変を有する頻度が高く，前・中縦隔の両方に及ぶ多結節状の腫瘤内部を縦隔の大血管が貫通する像がみられることが多い[1)7)8]。胸水，心囊液も時にみられるが，上大静脈症候群の頻度はほかの悪性リンパ腫に比べ有意に低い[4)8]。MRIのT2強調像では線維成分と壊死，囊胞変性を反映し，低信号と高信号が混在する[5)7]。

縦隔に発生する悪性リンパ腫の鑑別

3組織型ともに前縦隔の腫瘤として認められることが多く，辺縁は整・不整ともにあるが，NSCHLでみられるような多結節状の分葉状の形態は特徴的かもしれない。腫瘍の大きさはNSCHLよりPMLBLの方が大きいという報告[3]もある。いずれも内部には壊死や囊胞変性を示唆する低吸収域が混在することや，腫瘍内部に血管が貫通する像がみられることがある。腫瘍内の石灰化はPMLBLでは約8％にみられたという報告[3]もあるが，治療前の縦隔悪性リンパ腫では石灰化はまれという報告の方が多い。立石らはNSCHLでは腫瘍の辺縁が分葉状で，血

表1 縦隔発生悪性リンパ腫3組織型の臨床的特徴

	縦隔（胸腺）原発大細胞型B細胞性リンパ腫（PMLBL）	T細胞性リンパ芽球性リンパ腫/白血病（TLL）	結節硬化型古典的Hodgkinリンパ腫（NSCHL）
好発年齢	20〜40歳代	小児〜20歳代	10〜40歳代
性別	男女比2：3	男性	女性≧男性
発症様式	血管や気道の圧排、閉塞症状が多い	急速に進行する呼吸不全、胸痛、心タンポナーデ症状	他2疾患と比べ、自覚症状が乏しいことがある
胸郭内リンパ節	（＋）	（＋）	（＋）
胸郭外リンパ節	少ない	（＋）頸部、腋窩、鼠径など	（＋）鎖骨上窩
胸水・心嚢液	約1/3〜1/2	半数以上	やや少ない
上大静脈症候群	（＋）	（＋）	少ない
胸郭外節外病変	肝、脾、腎、副腎、皮膚、脳	中枢神経系、骨髄、性腺	少ない

管浸潤や胸水貯留の頻度が低く，PMLBLでは血管浸潤が多く，TLLでは頸部，鼠径リンパ節腫大と心囊液貯留が多いと報告している[4]。いずれにしても画像所見のみではなく，臨床的特徴を知ることが鑑別のためには重要であるため，各組織型の臨床的特徴を表1に示した。

その他，この3疾患以外で縦隔に発生する悪性リンパ腫としてmucosa-associated lymphoid tissue（MALT）リンパ腫がある。シェーグレン（Sjögren）症候群に合併することが多く，前縦隔に囊胞成分と充実性部分が混在する腫瘍として見られる。

悪性リンパ腫の診断や病期分類で有用な検査としてフルオロデオキシグルコース・ポジトロン断層法（FDG-PET）がある。悪性リンパ腫において，FDG-PETは感度，特異度ともに高く，全身を一度で検査できることから，近年，治療前の病期分類や治療の効果判定としての有用性が高いといわれている[11]。MALTリンパ腫やその他の低悪性度のリンパ腫ではFDGの集積が低いことが多く，その場合はFDG-PET検査は有用とはいえないが，前述した3疾患のようなaggressive lymphomaではFDGの集積が高く，ガイドライン上，治療前のFDG-PET検査が推奨されている。

悪性リンパ腫と鑑別が必要となる充実性腫瘍の特徴

縦隔に発生する悪性リンパ腫は前縦隔に発生する頻度が高いため，ほかの前縦隔充実性腫瘍と鑑別が重要となる。前縦隔腫瘍の発生頻度では，胸腺上皮性腫瘍が約45％と最も高く，続いて悪性リンパ腫と胚細胞性腫瘍が約15〜20％と同程度である[1]。以下，縦隔上部にみられる胸郭内甲状腺腫や副甲状腺腫，神経原性腫瘍や間葉系腫瘍がみられる。神経原性腫瘍は前縦隔では迷走神経や横隔神経由来であり，CTやMR画像では，辺縁平滑な紡錘形を呈することが多く，内部の液状ないし出血性変性やtarget signなど特徴的な所見もあるため，鑑別は比較的容易である。胸腺上皮性腫瘍，胚細胞性腫瘍はともに悪性リンパ腫と類似した臨床的・画像的特徴を有しており（表2），これらを理解することが鑑別の一助となる。

胸腺上皮性腫瘍は胚細胞性腫瘍や悪性リンパ腫に比べ発症年齢が高く，40〜70歳代でみられることが多い。胸腺腫では性差はないが，胸腺癌の発症はやや男性に多い[12]。胸腺腫では重症筋無力症，赤芽球癆，低γグロブリン血症，全身性エリテマトーデスなどの自己免疫疾患の合併が知られており，抗アセチルコリン受容体抗

表2 脂肪を含まない前縦隔腫瘍の特徴

	悪性リンパ腫	胸腺上皮性腫瘍	悪性胚細胞性腫瘍
好発年齢	10〜40歳代	40〜70歳代	10〜30歳代
性別	組織型によって異なる（表1参照）	胸腺腫は性差なし 胸腺癌はやや男性	男性
発症の特徴	TLLは急性発症	特になし	非精上皮腫では約半数に転移あり
壊死・嚢胞変性	（+）	悪性度が高くなるに従って（+）	（+） 非精上皮腫では（++）
石灰化	まれ	悪性度が高くなるに従って（+）	まれ
鑑別に有用な事項	可溶性IL-2受容体抗体 生検が重要	年齢が高い 胸腺腫では自己免疫疾患の合併，抗アセチルコリン受容体抗体陽性 胸腺癌ではSCCやproGRP，NSEなど 胸腺カルチノイドはMEN type 1に注意	腫瘍マーカー （AFP, HCG） 精上皮腫では正常値のことあり

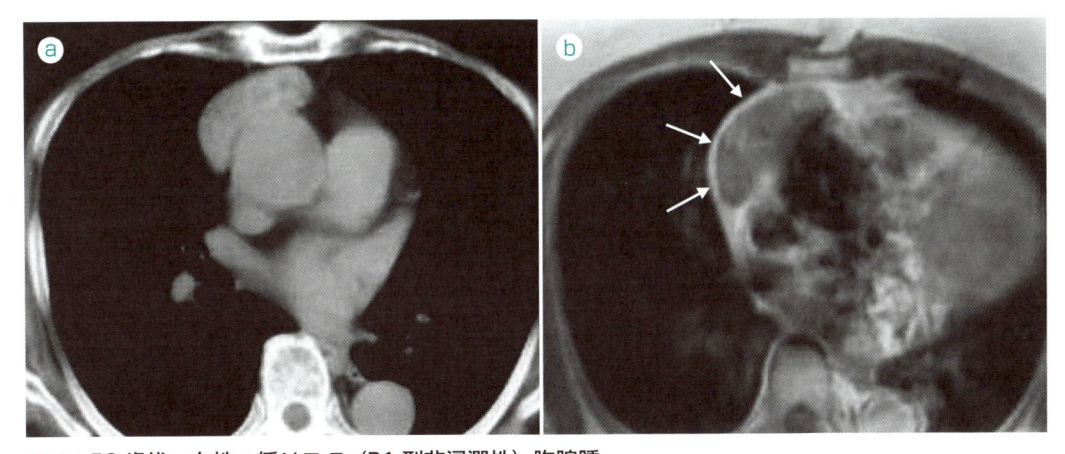

図4 50歳代，女性：低リスク（B1型非浸潤性）胸腺腫

単純CT（ⓐ）では辺縁平滑な腫瘤を認める。内部はわずかに低吸収域が混在している。MRIガドリニウム造影T1強調像（ⓑ）では腫瘤の辺縁に被膜様の線状低信号を認める（→）。このような被膜様構造の描出はMRIの方が優れている。

体が陽性となることがある。また，胸腺カルチノイドはまれに多発性神経内分泌性腫瘍（multiple neuroendocrine neoplasia：MEN type 1）に合併することもある。組織学的にはWHO分類[13]にしたがって，A，AB，B1，B2，B3型胸腺腫と神経内分泌腫瘍を含めた胸腺癌に分類されている。WHO分類と正岡臨床病期分類や予後との関係，画像との関係の報告[14)15)]によると，A，AB，B1型胸腺腫では浸潤傾向が少ないのに対し，B2，B3型となるに従い浸潤度が高

くなるため前者を低リスク胸腺腫，後者を高リスク胸腺腫ともいう。一方，胸腺癌はほぼ全例に浸潤や転移が認められる。画像所見では，低リスク胸腺腫の多くは辺縁平滑，内部は均一であり，周囲の被膜様構造が全周性にみられ（図4），隔壁構造を伴うことがある。被膜や隔壁構造はMRIでの描出が優れている。高リスク胸腺腫（図5）や胸腺癌（図6）では，辺縁は不整で内部は壊死や嚢胞変性を伴い不均一となる。また，悪性度が高くなるに従って石灰化が混在

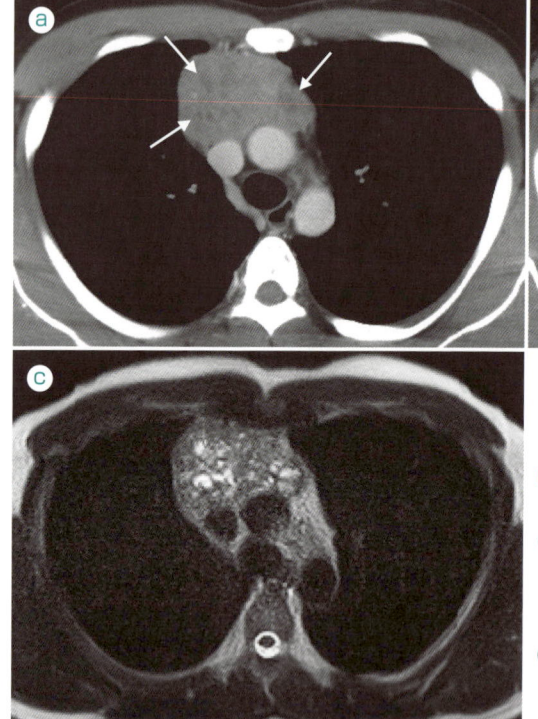

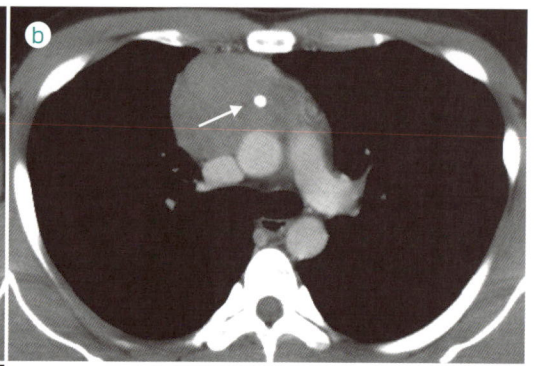

図5 20歳代，男性：高リスク（B2型浸潤性）胸腺腫
ⓐ，ⓑ造影CT：前縦隔に辺縁不整な腫瘤を認める。内部には小囊胞，壊死状の低吸収域が混在している（ⓐ→）。悪性リンパ腫との鑑別が必要となるが，尾側のレベルでは石灰化がみられ，胸腺腫がより疑われる。
ⓒMRI T2強調画像：筋肉よりやや高信号を呈する腫瘤の内部に非常に高信号を呈する部分が多発しており，造影CTで囊胞，壊死が疑われた部分に一致する。

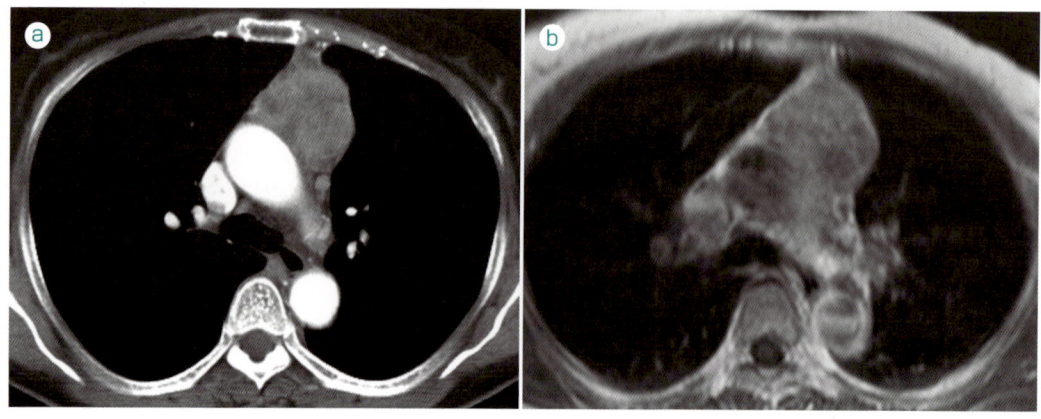

図6 60歳代，女性：胸腺扁平上皮癌
ⓐ造影CT：辺縁やや不整な腫瘤を認める。内部には不均一な低吸収域が混在している。腫瘤の背側にリンパ節がみられる。
ⓑMRI（ガドリニウム造影T1強調像）：内部不均一に造影され，造影効果の乏しい低信号域が混在している。画像のみでは悪性リンパ腫との鑑別が難しい。

する頻度も増える（図7）ため，石灰化の有無は悪性リンパ腫との鑑別に有用かもしれない。

胚細胞性腫瘍は成熟型（mature）と未熟型（immature）奇形腫（teratoma），精上皮腫（seminoma）および非精上皮腫（non-seminoma）性悪性胚細胞性腫瘍に分類される。

奇形腫の好発年齢は20～30歳代と悪性リンパ腫に類似しているが，性差はない。脂肪，石

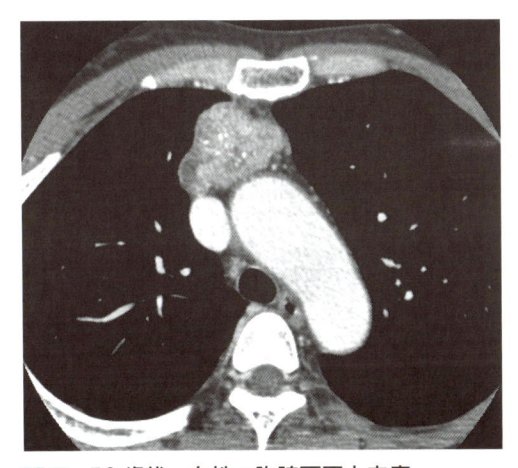

図7 50歳代，女性：胸腺扁平上皮癌
造影CTで辺縁不整な腫瘤を認め，腫瘍内に造影効果の乏しい低吸収域が混在し点状石灰化が多発しており，胸腺癌の所見として矛盾しない。

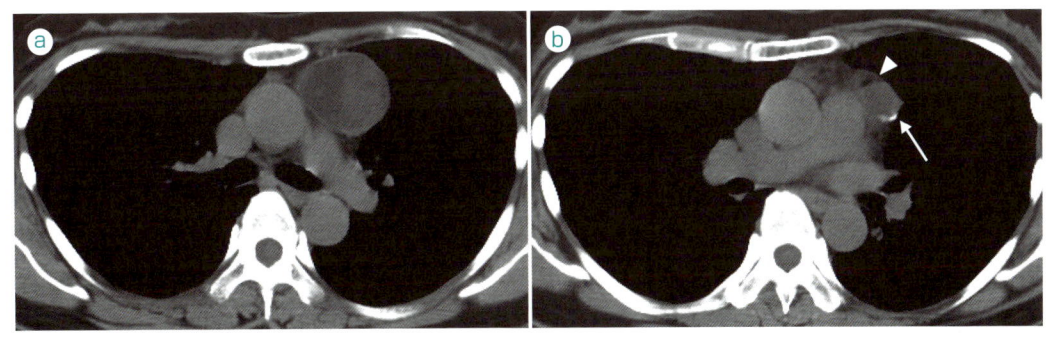

図8 30歳代，女性：成熟型奇形腫（単純CT）
ⓐ，ⓑ前縦隔左側に境界明瞭，辺縁平滑な腫瘤を認める。
ⓐでは腫瘤内部にfluid-fluid levelを認める。levelは垂直方向に見られるが長時間左側臥位であったためである。腫瘤の尾側寄りⓑではわずかに石灰化（→）と脂肪（▷）を認める。

灰化，囊胞が混在することが特徴的で，その場合は診断は容易である（図8）。奇形腫は約1/3の症例で周囲臓器への穿破や2次感染を起こし，胸痛や呼吸困難で急性発症することがある。このような場合には胸水や心囊液を伴い，TLLとの鑑別が必要となることもあり，画像で脂肪や石灰化を探すことが鑑別のためには重要となる。

悪性リンパ腫と最も鑑別が難しいのが悪性胚細胞性腫瘍である。悪性胚細胞性腫瘍は10～30歳代の若年男性に圧倒的に多く発生する[1]。精上皮腫（図9），非精上皮腫性悪性胚細胞性腫瘍（図10）ともに辺縁が不整で内部不均一であることが多い。特に非精上皮腫性悪性胚細胞性腫瘍は悪性度が高く，発見時から腫瘍のサイズが大きく，周囲臓器への高度浸潤がみられ，約50%の頻度で肺，肝，脳，骨への転移が認められる[1]。時に鑑別に有用となるのが腫瘍マーカーであり，若年男性の悪性を疑う巨大前縦隔腫瘍ではAFPやHCGなどの腫瘍マーカーを計るべきである。ただし，非精上皮腫性悪性胚細胞性腫瘍では腫瘍マーカーは高値を呈するが，

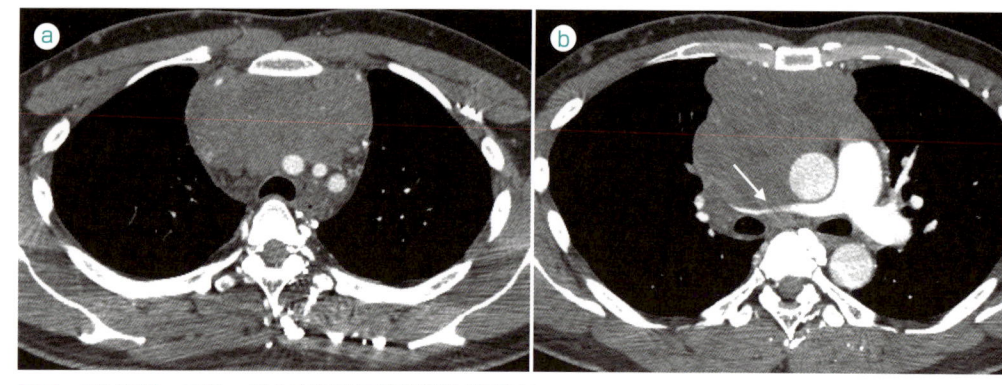

図9 20歳代，男性：精上皮腫性悪性胚細胞性腫瘍
ⓐ，ⓑ造影CT：前縦隔に辺縁不整，一部，分葉状の腫瘤を認める。内部にはわずかに低吸収域が混在している。左肺動脈は背側に圧排され，狭小化している（ⓑ→）。

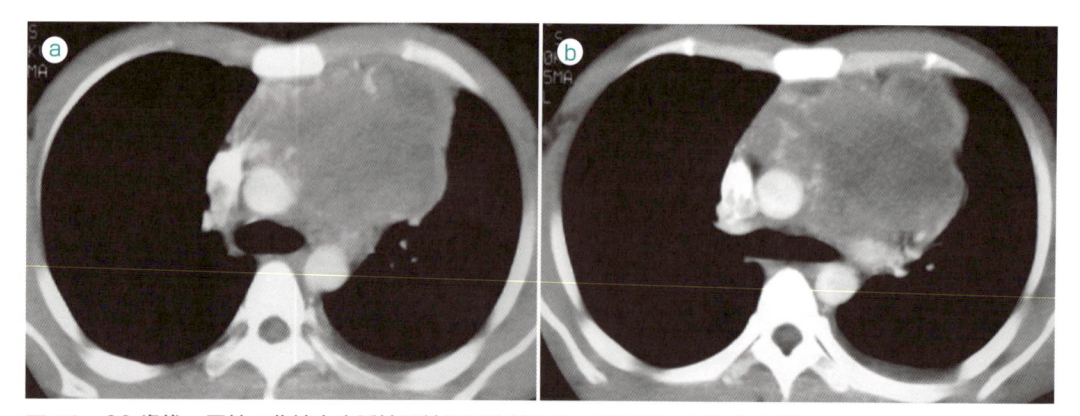

図10 20歳代，男性：非精上皮腫性悪性胚細胞性腫瘍（絨毛癌，絨毛上皮腫）
ⓐ，ⓑ造影CT：前縦隔から左肺へ浸潤する辺縁不整な巨大腫瘤を認める。内部には広範囲に低吸収域がみられ，造影効果はかなり不均一である。左胸水が貯留している。図には示されていないが，肺転移が認められた。

精上皮腫では約半数で腫瘍マーカーは異常値を示さないという報告[16]がある。

その他，悪性リンパ腫との鑑別が必要となるのが，小細胞肺癌である。小細胞肺癌は60歳代以上の高齢男性に多く発症する。縦隔のみならず肺門や鎖骨上窩などに腫大リンパ節が多発し，充実部分がより不均一に造影される。腫瘍マーカーは鑑別に有用である。

前縦隔に発生する腫瘍をみた場合，画像所見としてまず，脂肪と石灰化の有無をみる。脂肪が存在すれば，奇形腫や胸腺脂肪腫，胸腺過形成が考えられる。石灰化のみの場合，若年であれば奇形腫，年齢がやや高ければ悪性度の高い胸腺腫や胸腺癌がより考えられるであろう。脂肪も石灰化もみられない場合，悪性リンパ腫，胸腺上皮性腫瘍，悪性胚細胞性腫瘍ともに否定はできない。発症年齢や臨床的特徴を考慮しても鑑別が困難であることも少なくなく，このような場合には悪性リンパ腫の可能性を十分考えて，積極的に生検を行うべきである。

おわりに

縦隔に発生する代表的な悪性リンパ腫3組織型の臨床・画像的特徴と，悪性リンパ腫との鑑別が必要となる疾患について述べた。前縦隔に

発生する脂肪・石灰化を含まない腫瘍の鑑別には臨床的特徴も十分加味して鑑別することが重要となるが，それでも鑑別できないことも多い．悪性リンパ腫が否定できない場合には，治療方針の決定のためにも積極的に生検を行う姿勢が必要であり，その際には患者の不利益にならないよう十分に考慮しつつも，十分な検体量を採取し，さらに採取後の検体を慎重に取り扱わなければならない．

鑑別診断のポイント

1. 前縦隔発生の充実性腫瘍をみた場合，画像所見として脂肪と石灰化の有無に注意する．治療前のリンパ腫では脂肪，石灰化が混在する頻度は低い．
2. 腫大リンパ節が集簇するような多結節状の形態を呈する場合や腫瘍内部を大血管が貫通するような所見を呈する場合は，リンパ腫を疑う．
3. リンパ腫，胸腺上皮性腫瘍，悪性胚細胞性腫瘍は画像での鑑別が困難なことも多く，年齢，性別，発症様式，合併症が鑑別に役立つことがある．
4. 若年男性に発症する悪性リンパ腫と悪性胚細胞性腫瘍は発症様式，画像所見を合わせても鑑別が困難なことがあり，腫瘍マーカーの測定が鑑別に役立つことがある．

【文献】

1) Fujimoto K, Müller NL. Anterior mediastinal masses. In：Müller NL, Silva CIS, editors. Imaging of the chest, volume 2. Philadelphia：Saunders（Elsevier），2008：1503-9.
2) Swerdlow SH, Campo E, Harris NL, et al. WHO Classification of tumours of haematopoietic and lymphoid tissues. Lyon：IARC Press, 2008.
3) Shaffer K, Smith D, Kirn D, et al. Primary mediastinal large-B-cell lymphoma：radiologic findings at presentation. AJR Am J Roentgenol 1996；167：425-30.
4) Tateishi U, Müller NL, Johkoh T, et al. Primary mediastinal lymphoma：characteristic features of the various histological subtypes on CT. J Comput Assist Tomogr 2004；28：782-9.
5) Takahashi K, Al-Janabi NJ. Computed tomography and magnetic resonance imaging of mediastinal tumors. J Magn Reson Imaging 2010；32：1325-39.
6) Strollo DC, Rosado-de-Christenson ML, Jett JR. Primary mediastinal tumors：partⅡ. Tumors of the middle and posterior mediastinum. Chest 1997；112：1344-57.
7) 藤本公則，佐土原順子，寺崎洋，ほか．縦隔原発悪性リンパ腫．画像診断 2001；21：379-88.
8) 楠本昌彦，芝奈津子，渡辺雄一，ほか．悪性リンパ腫の画像診断：2．胸部．画像診断 2010；30：281-90.
9) 藤本公則，佐土原順子．胸腺腫以外の前縦隔腫瘍．胸部のCT 第3版．東京：メディカル・サイエンス・インターナショナル 2011：273-94.
10) Onishi Y, Matsuno Y, Tateishi U, et al. Two entities of precursor T-cell lymphoblastic leukemina/lymphoma based on radiologic and immunophenotypic findings. Int J Hematol 2004；80：43-51.
11) Cheson BD, Pfistner B, Juweid ME, et al. Revised response criteria for malignant lymphoma. J Clin Oncol 2007；25：579-86.
12) 佐土原順子，藤本公則，末藤伸子，ほか．縦隔腫瘤性病変の画像診断：診断の進め方．画像診断 2009；29：356-68.
13) Travis WD, Brambilla E, Müller-Hermelink HK, et al. WHO classification of tumors. Pathology and genet-

ics of tumors of the lung, pleura, thymus and heart. Lyon：IARC Press, 2004.
14) Tomiyama N, Johkoh T, Mihara N, et al. Using the World Health Organization classification of thymic epithelial neoplasms to describe CT findings. AJR Am J Roentgenol 2002；179：881-6.
15) Sadohara J, Fujimoto K, Müller NL, et al. Thymic epithelial tumors：comparison of CT and MR imaging findings of low-risk thymomas, high-risk thymomas, and thymic carcinomas. Eur J Radiol 2006；60：70-9.
16) 原　眞咲, 小澤良之. 前縦隔腫瘍の鑑別診断はどこまで可能か？　日胸 2012；71：1219-28.

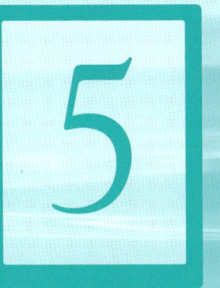

5 結核 vs. 一般細菌感染症の鑑別

高橋 雅士　　井上 修平

はじめに

　本邦における肺結核の罹患率は、先進国の中でも最多の16.1%であり、いまだに群を抜いている[1]。また、徐々に減少傾向にあるものの、新規登録患者数は、2013（平成25）年度の時点で20,495名であり、依然高い状態にある[1]。肺結核の診断の遅れは、患者が異常を認識して来院するまでの遅れ（patient's delay）と、来院してから診断が確定するまでの遅れ（doctor's delay）が知られている。有症状の肺結核において、初診から診断までに1カ月以上の日数を要する症例は22.1%にのぼり、これは減少傾向がみられない[1]。この理由の1つとして、医療者の知識・経験の不足が挙げられる。また、高齢化、糖尿病、抗癌薬、アルコールなど免疫不全状態にある人口の増加によって、必ずしも従来のような特異的な肺結核画像を呈する症例が減少している可能性もある。したがって、あらゆる画像所見に肺結核の可能性を念頭において診療に当たることは決して過言ではないであろう。しかし、肺結核の可能性を「臭わす」所見を少しでも知っておくことは、doctor's delayを短縮する大きな武器になることに変わりはない。

　本企画は、そのコツを、「本音で語る」ことが許されているようであるので、かなり独断に満ちた筆者の考えを記載してみたい。いわゆるエビデンスのかけらもない拙文になることをご容赦いただきたい。

浸潤影の鑑別ポイント

　肺結核においては、小葉性の浸出性病変が集簇・融合して、多小葉性病変を形成し、さらに融合が進行すると、大葉性肺炎の像を形成する[2,3]。陰影は、早期には区域性であるが、融合した陰影は非区域性となる。画像上、この浸出期の陰影を細菌性肺炎と鑑別することは困難である。浸出期では、辺縁の液状成分（周局炎）が周囲の肺野に移行し、辺縁は不明瞭な浸潤影を形成する[3]（図1）。しかし、浸出期は短く、比較的早期に乾酪壊死を特徴とする繁殖期に移行するので、われわれが画像で観察する結核性肺炎の画像は、この時期のものであることが多い。したがって、下記に示すような比較的結核を「臭わす」所見を捉えることは可能である。

■■ 肺結核を疑う画像所見のポイント

① 陰影辺縁と周囲肺野との境界が比較的明瞭（図2）

　乾酪壊死物質の形成により通常の肺炎よりも周囲肺野とのコントラストは高い傾向にある。

② 内部に空洞を形成、ニボー形成は少ない（図2）

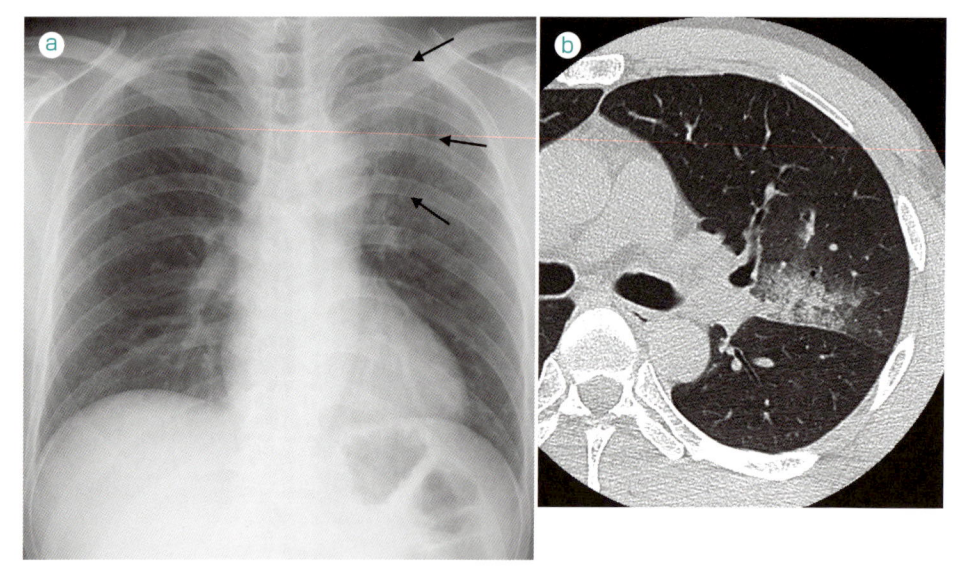

図1　30歳代男性：浸出期肺結核
ⓐ胸部単純X線写真：左上葉に辺縁不明瞭な淡い透過性低下領域を認める（→）。
ⓑ胸部HRCT：左上葉の陰影は辺縁が不明瞭な浸潤影を呈し，周囲肺野とはすりガラス陰影を介して移行する。
乾酪壊死が形成されていない時期の結核性肺炎は通常の肺炎との鑑別は不可能である。

　細胞性免疫が成立して形成された乾酪壊死巣は軟化・融解して内容物が誘導気管支を介して排除され，空洞が形成される。細菌などの2次感染を伴わない限り，液体貯留を示すことは少ない[3]。

③陰影周囲に気道散布性の結節や分岐線状影を伴う（図2, 7）

　細葉性結節や細気管支〜肺胞管の乾酪壊死物質充満による微細分岐線状影を伴うことが多い。これらの陰影は「はっきり，くっきり」しており，辺縁の滲みが少ない。

④造影CTでの内部造影不良性変化（図3）

　繁殖期，増殖期の浸潤影は，乾酪壊死物質を形成することにより，造影CTで内部が造影不良となることが多い。

粒状影・分岐影の鑑別ポイント

Tree-in-budの本来の定義，細葉中心性粒状影との異同

　Tree-in-budをGoogle Imagesで検索すると，実にさまざまな画像を見ることができる。あるものは，枯れ枝の先にぼんぼり状の結節が連なったもの，あるものは枯れ枝から細かく鮮鋭な芽が萌出し，全体に鋭利な分岐物が集合しているようなもの，などである。Tree-in-budという名前から想起するイメージがさまざまであるために，この画像所見の解釈には，多少の混乱がみられる。Tree-in-budという言葉は，Akiraら[4]が，びまん性汎細気管支炎（diffuse panbronchiolitis：DPB）の高分解能CT（high-resolution CT：HRCT）像を解析した論文において，藤堂[5]の報告を引用する局面において初めて使用さ

図2 40歳代女性：結核性肺炎

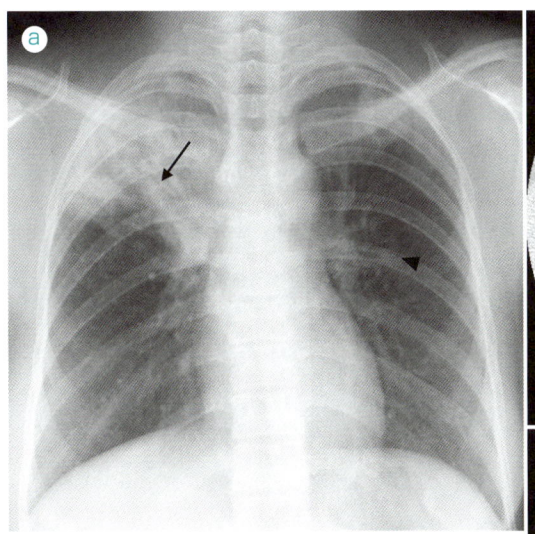

ⓐ 胸部単純X線写真：右上葉に葉性の拡がりを有する比較的濃厚な浸潤影を認める。気管支と考えられる透亮像を含む（→）。左肺門周囲にも辺縁不明瞭な浸潤影を認める（▶）。

ⓑ 胸部HRCT（上部）：S²領域を中心に，濃厚な浸潤影を認める。周囲肺野との移行部は明瞭である。内部には空洞を認め（→），明らかなニボー形成はない。やや牽引性に拡張した気管支を認める（▶）。

ⓒ 胸部HRCT（下部）：陰影の辺縁には小粒状陰影，分岐影を認める（→）。小さな空洞も認める（▶）。

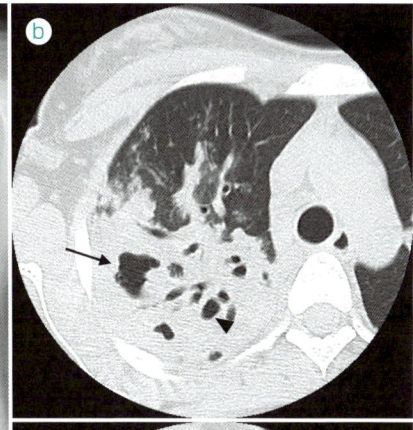

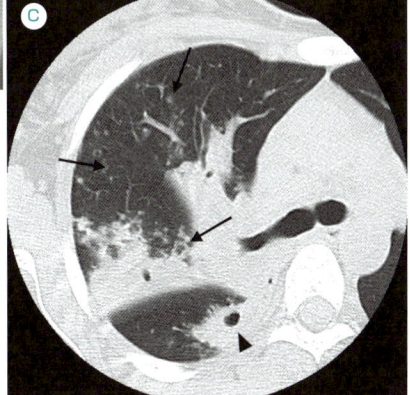

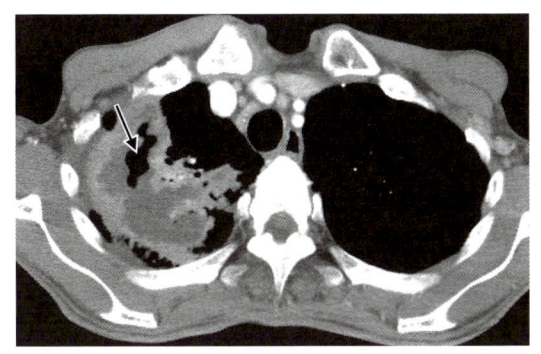

図3 60歳代男性：内部が造影効果に乏しい結核性肺炎

胸部造影CT：右上葉の浸潤影内部には，造影効果の乏しい所見を認める。乾酪壊死による所見である。不整形の空洞を伴う（→）。

た。この意味では，上述のぼんぼり状のイメージが想起されていたと思われる。つまり，小葉中心性の結節が，手前の細気管支の分岐影の先に付着したサクランボ様の形態である。その後，Imら[6]は，肺結核症における肺野末梢の微細分岐影を，tree-in-budとして記載し，小葉中心性粒状影とは別の画像所見として分類している。このtree-in-budは，呼吸細気管支から肺胞管レベルの内腔充満性の乾酪壊死物質を反映しているとしている。

しかし，その後，欧米の研究者により，tree-in-budは，小葉中心性粒状影と同義の非特異的な細気管支病変を疑わせるCT所見であるとの認識が定着してしまった[7]。Radiologyのsign in imaging[8]では，tree-in-budは，「胸膜から3〜5mm程度離れた部位に，2〜4mmの小葉中心性の小結節があり，これらを結ぶ線状影とともに，『木の芽生え』に似ていることから呼称される」と記載されている。これは，明らかにImら[6]の延べたtree-in-budとは異なる解釈であり，用語の使用に厳格な本邦の研究者の視点か

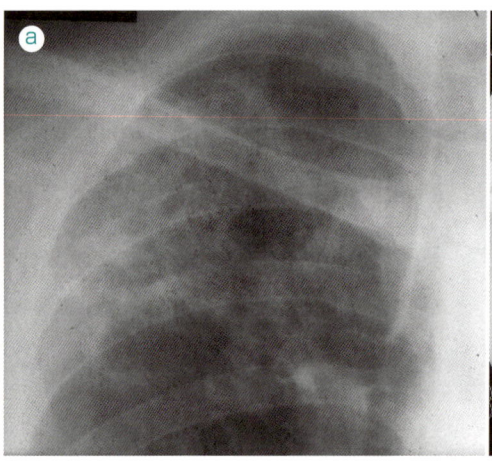

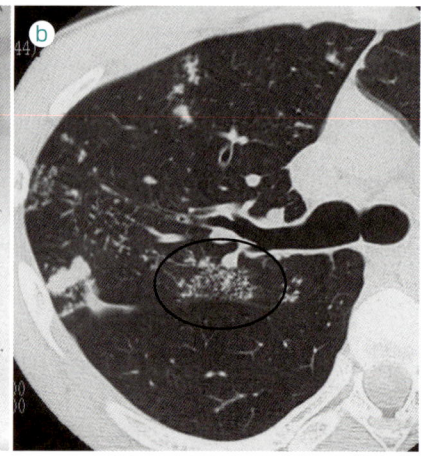

図4　20歳男性：tree-in-bud
ⓐ胸部単純X線写真：右上葉に浸潤影を認めるが，比較的濃厚でコントラスト高い粒状影を含んでいることがわかる。
ⓑ胸部HRCT：右上葉に微細な分岐影の集簇を認める（円）。個々の陰影はコントラストが高く，個々の大きさは1 mmを超えず，また葉間胸膜にほぼ接する位置にまで認められる。この所見は，通常の小葉中心性粒状影とは異なる肺結核に特異的な所見である。

らは違和感を感じざるを得ない。

結核の微細分岐影(本来のtree-in-bud)の特徴

① 肺野末梢における病変の部位（図4～6）

病変の部位は，通常の小葉中心性粒状影が胸膜から数mmの部位に形成されるのに比べ，結核の微細分岐影は胸膜にほぼ接する部位にまで分布する[9]。結核の細葉性病変が，肺胞道～肺胞嚢から始まることが多いことはすでに記載されており[10]，結核の微細分岐影が，本来の小葉中心性の部位よりも遠位にまで形成されることは容易に想像される。岩崎ら[10]は，以下のように述べている。「結核症の場合，たまたま（小葉）中心部にあるような病変があったとしても，それは結核性病変の特徴的なものではない。そのような意味からpost-primary typeの肺結核症の小結節性病変を一般的に小葉中心性病変ということはいかがと思われる」。

② 分岐影の太さ（大きさ）（図4～6）

分岐影の太さは，通常1 mm以下であり，小葉中心性粒状影のように2～4 mmになること

は基本的にない[9]。これは，肺結核の病変が，基本的に末梢気道の内腔を充満する病態であり，周囲肺胞領域までが関与した小葉中心性粒状影とは根本的に大きさが異なるからである[9]。

③ 高いコントラスト（図4，5）

陰影は，末梢気道の乾酪物質による充盈像であり，基本的に周囲肺野とのコントラストは極めて高い[9)11]。

筆者は，胸膜面に達するレベルに至るまで，非常に辺縁が明瞭な高いコントラストの微細分岐影を呈する疾患は，肺結核以外には見あたらず，非常に診断的価値が高いものであると考えている[11]。Itoh[12]は，講演の中で，こういった画像所見を"ultra-fine nodule"と呼称していた。筆者も今や，やや非特異的な所見となった感があるtree-in-budを捨てて，"distal acinar branching opacity（DABO）"や，あるいはライラックの花に似ていることより，"lilac appearance"などと呼称した方が，この陰影の特異な性格を表しているのではないかと，密かに考えている。

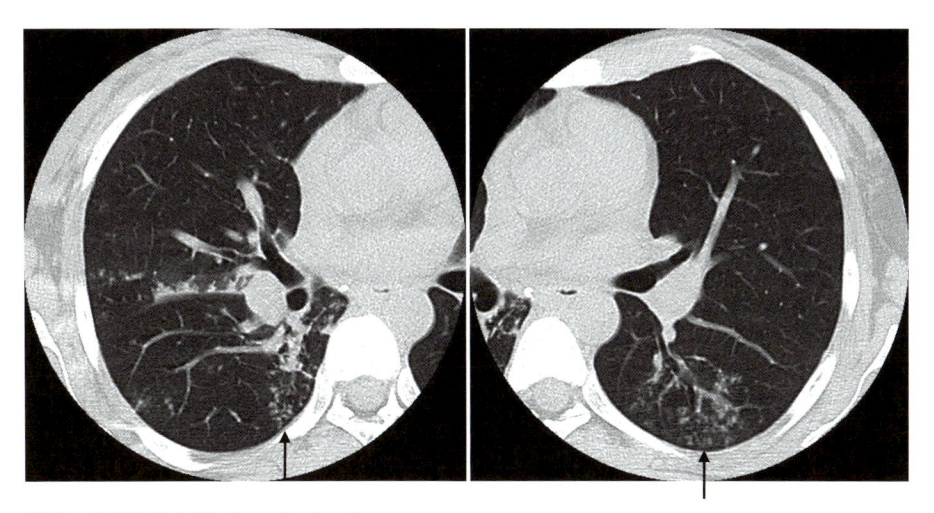

図5　40歳代女性：tree-in-bud
胸部 HRCT：両側肺野 S⁶ 領域に，微細分岐影・粒状影の集簇を認める。

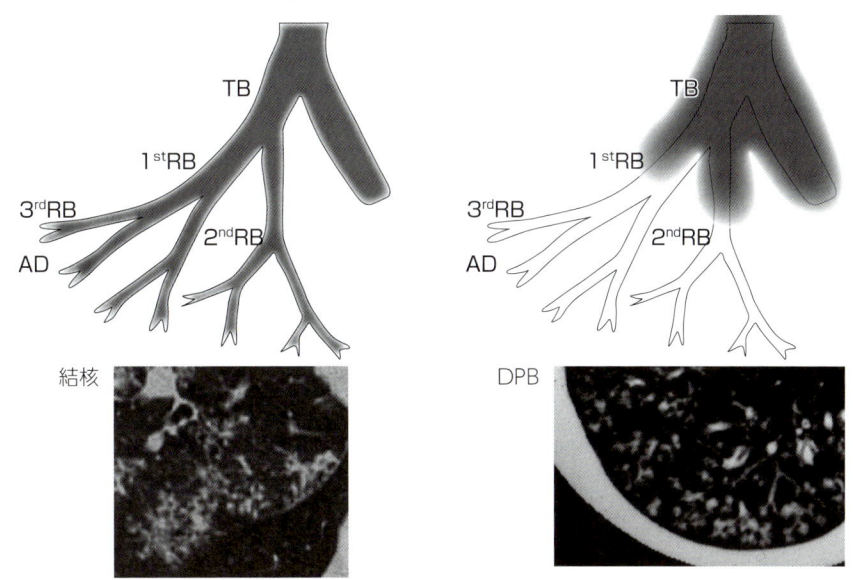

図6　Tree-in-bud と小葉中心性粒状影との相違
　Tree-in-bud は，呼吸細気管支から肺胞管までの内腔充満性病変を見ている。したがって，微細分岐影・粒状影は，1 mm を超えるような結節は形成せず，胸膜まで達し得る。一方，小葉中心性粒状影は，終末細気管支から第 1 次呼吸細気管支レベルの内腔と壁外病変から形成されるために，粒状影は大きく，胸膜まで数 mm の距離を置く。
(TB：終末細気管支，1st，2nd，3rd　RB：第 1 次，2 次，3 次呼吸細気管支，AD：肺胞管，DPB：びまん性汎細気管支炎)

Tree-in-bud
呼吸細気管支，肺胞道・管の内腔充満性変化

小葉中心性粒状影
① 終末細気管支，第 1 次呼吸細気管支レベルの腔内・壁・周囲間質病変
② 周囲肺実質，に連続する炎症性変化

結核　　DPB

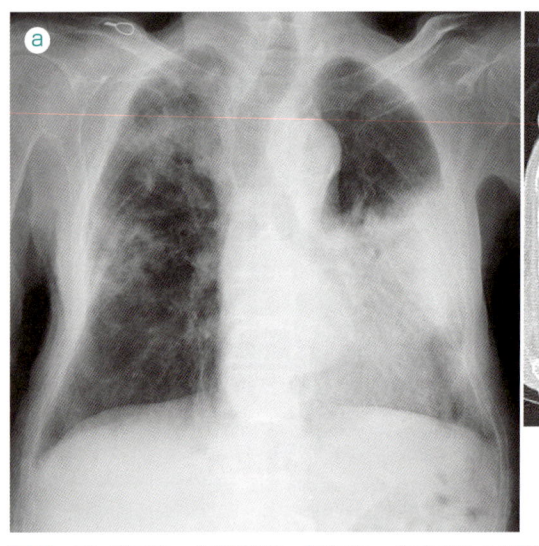

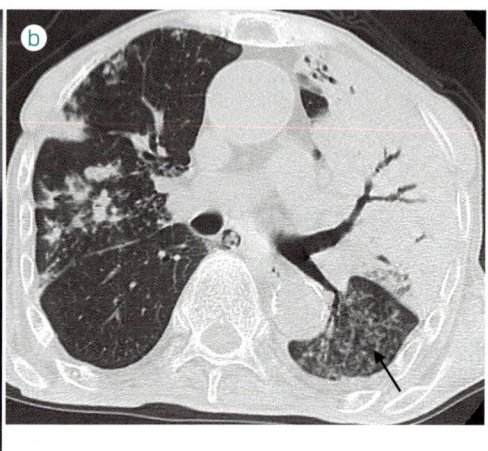

図7　70歳男性：慢性肝炎・認知症，非典型的な部位の肺結核
ⓐ胸部単純X線写真：左中下肺野に濃厚な浸潤影を認める．右肺野にも区域性の浸潤影が散在する．
ⓑ胸部HRCT：左舌区に結核性肺炎と考えられる均一で濃厚な浸潤影を認め，エアー・ブロンコグラムを伴う．左S6には微細分岐影（→），右上葉には結節陰影，小粒状影，微細分岐影などを認める．

病変の肺内分布について

　肺結核がS^1，S^{1+2}，S^2，S^6に好発することは重要な鑑別の手がかりになる．これらの部位では，酸素分圧が高く，またリンパ管のdriving forceとなる肺動脈圧が低いために，リンパ流による排除機構が乏しいためとされる[13]．ただし，高齢者や糖尿病患者などで，非典型的な部位に病変が出現する傾向が指摘されている[14)～16)]（図7）．つまり，中下葉の頻度が増加する傾向にあること，上葉の中でもS^3に陰影が形成される傾向が高くなること，などである．ただし，糖尿病の患者では，病変の部位に有意差はなかったとする報告もある[17]．糖尿病の患者では，陰影内の空洞が多発するという傾向は複数の報告にみられる[16)17)]．

おわりに

　つまるところ，あらゆる陰影において結核を鑑別診断に入れる，という原則は変わらない．ただし，肺結核症の病理像には，細胞性免疫の成立によって，出現する乾酪壊死，被包化，空洞といった通常の細菌性肺炎とは大きく異なる点が多く，画像診断上でそれらに関連する画像所見に着目し，結核の可能性を指摘することは可能である．

鑑別診断のポイント

1 乾酪壊死物質の形成により通常の肺炎よりも周囲肺野とのコントラストは高い傾向にある。

2 細胞性免疫が成立して形成された乾酪壊死巣は軟化・融解して内容物が誘導気管支を介して排泄され，空洞が形成される。細菌などの2次感染を伴わないかぎり，液体貯留を示すことは少ない。

3 細葉性結節や細気管支～肺胞管の乾酪壊死物質充満による微細分岐線状影を伴うことが多い。これらの陰影は「はっきり，くっきり」しており，辺縁の滲みが少ない。

4 繁殖期，増殖期の浸潤影は，乾酪壊死物質を形成することにより，造影CTで内部が造影不良となることが多い。

【文献】

1) 厚生労働省．平成25年結核登録者情報調査年報集計結果（概況）．(http://www.mhlw.go.jp/bunya/kenkou/kekkaku-kansenshou03/13.html)
2) 蛇沢 晶．肺結核症の病理．画像診断 2000；20：957-64．
3) 四元秀毅，赤川志のぶ．画像診断の進め方と胸部画像所見：どのようなときに結核を疑うか：結核症．四元秀毅，倉島篤行，編．結核 Up to Date（改訂第2版）．東京：南江堂，2005：14-28．
4) Akira M, Kitatani F, Lee YS, et al. Diffuse panbronchiolitis：evaluation with high-resolution CT. Radiology 1988；168：433-8.
5) 藤堂義郎．肺野末梢病変のCT Review像．臨放 1982；27：1319-26．
6) Im JG, Itoh H, Shim YS, et al. Pulmonary tuberculosis：CT findings--early active disease and sequential change with antituberculous therapy. Radiology 1993；186：653-60.
7) Aquino SL, Gamsu G, Webb WR, et al. Tree-in-bud pattern：frequency and significance on thin section CT. J Comput Assist Tomogr 1996；20：594-9.
8) Eisenhuber E. The tree-in-bud sign. Radiology 2002；222：771-2.
9) 伊藤春海．III．肺炎の画像診断のポイント 6．小葉中心性粒状影：呼吸細気管支と周囲肺実質を結ぶ病変．藤田次郎，編．肺炎の画像診断と最新の治療．大阪：医薬ジャーナル，2008：155-69．
10) 岩崎龍郎．第二次結核型肺結核症．岩崎龍郎，編．改訂結核の病理．東京：財団法人結核予防会，2000：52-86．
11) 髙橋雅士，村田喜代史．ちょっとハイレベルの日常遭遇する胸部疾患 肉芽腫性肺感染 細葉性・気道散布性肺結核（postprimary tuberculosis）．画像診断 2005；25：388-9．
12) Itoh H. The whole stories of birth and development of pulmonary HRCT (Award and memorial lecture). The 2nd Asian Congress of Thoracic Radiology. Kyoto, May 14, 2011.
13) Gurney JW, Schroeder BA. Upper lobe lung disease：physiologic correlates. Radiology 1988；167：359-66.
14) Jamal AN, Pasha MB, Pasha AK, et al. Frequency of atypical radiological pattern of pulmonary tuberculosis in adults and elderly (dissertation based article). Annals King Edmond Med Uni 2011；17：196-202.
15) Spencer D, Yagan R, Blinkhorn R, et al. Anterior segment upper lobe tuberculosis in the adult. Occurrence in primary and reactivation disease. Chest 1990；97：384-8.
16) Pérez-Guzman C, Torres-Cruz A, Villarreal-Velarde H, et al. Atypical radiological images of pulmonary tuberculosis in 192 diabetic patients：a comparative study. Int J Tuberc Lung Dis 2001；5：455-61.
17) Ikezoe J, Takeuchi N, Johkoh T, et al. CT appearance of pulmonary tuberculosis in diabetic and immunocompromised patients：comparison with patients who had no underlying disease. AJR Am J Roentgenol 1992；159：1175-9.

6 細菌性肺炎 vs. 非細菌性肺炎
―ウイルス，マイコプラズマなど―

田中 伸幸

はじめに

　市中肺炎の診療にあたっては，特にわが国では細菌性肺炎と非細菌性肺炎（非定型肺炎）との鑑別が重要とされている。市中肺炎のガイドラインでは，臨床所見，検査所見から両者の鑑別を行っているが，画像所見，特にCT所見から両者の鑑別が可能となる場合がある。本稿では，その可能性および限界について述べてみたい。

市中肺炎ガイドライン

　わが国の市中肺炎の診療ガイドラインの特徴の1つとして，細菌性肺炎と非定型肺炎を鑑別して，治療に当たる方法をとった点がある[1]。ここで，非定型肺炎とは，マイコプラズマやクラミドフィラのような非細菌性微生物によって惹起される肺炎であり，乾性咳嗽が強くβラクタム系抗菌薬が無効な肺炎のことを示している。レジオネラ肺炎は細菌性肺炎であるが，臨床上の特徴により，欧米では非定型肺炎に分類されている。

　欧米においては，一般には肺炎球菌を主体とする細菌性肺炎および非定型肺炎のいずれに対してもマクロライド系抗菌薬が有効であり，両者を鑑別する必要がない。一方，日本では，びまん性汎細気管支炎の治療にマクロライドの小量持続投与が広く行われてきた関係上，肺炎球菌のマクロライド耐性が進んでいることから，細菌性肺炎の中で最も頻度の高い肺炎球菌に対するマクロライドの有効性が期待できない。そのため，細菌性肺炎にはβラクタム系抗菌薬を使用する必要があるため，両者の鑑別が必要となる。

　前回のガイドラインでは，細菌性肺炎と非定型肺炎の鑑別点について，非定型肺炎の特徴として「すりガラス状陰影またはskip lesionである」との画像診断についての記述があったが，2007年のガイドラインでは削除されている。これはすなわち，画像診断，特に，胸部単純X線所見による両者の鑑別が困難であることを示唆しているに相違ないと思われるが，一方で，肺炎のCT診断については，近年，論文が増えており，肺炎のCT所見についてのエビデンスも示されつつある。筆者はCTを用いれば，細菌性肺炎と非定型肺炎の鑑別はある程度可能であるとの手応えをもっているが，本稿では，そのことについて述べてみたい。

胸部CTの適応

　まずは，市中肺炎における胸部CTの適応に

ついて述べてみたい. 胸部単純X線写真では病変の検出能, 特異的診断がCTに比し劣り, 読影に関して読影者の能力・経験に左右されるという欠点がある. 逆にCTでは検出能, 特異的診断において, 単純X線写真に勝るが, 被曝が多い点が最大の欠点と言える. 被曝量は単純X線写真の数十倍から100倍程度と算出されており, 良性疾患で, 通常は予後の良好な市中肺炎については, ルーチンで行うべきではない. 市中肺炎において, レジオネラ肺炎, 肺炎球菌肺炎などの重症肺炎では, 通常, 症状を呈している時期では単純X線写真に異常所見は出現していることが多く, 一方, 単純X線写真で異常が検出できず, CTのみで検出されるような病変は, 市中肺炎においては軽症であることが多く, 重症化することは少ないと考えられ, 進展が早く重症化しやすい院内肺炎, 日和見肺炎とは事情が異なる.

長置は, 単純X線写真で線状/網状影, すりガラス影を呈する場合, CTではコンソリデーション, 斑状のGGO, 線状/網状影など, 多彩な所見に対応しており, これらは非定型肺炎に多かったとしている[2]. 単純X線写真でこのような所見を呈していた場合にはCTを施行する意義があると考えられる. 逆に, 単純X線写真でコンソリデーションが主体である場合にはCTでもコンソリデーションが主体の病変であり, 単純X線写真で大葉性肺炎と読影可能な場合には, CTを施行することにより新たに得られる情報は, 肺炎球菌肺炎とレジオネラ肺炎との鑑別が必要となる場合以外は少ない（図1）[2].

これらのことから, 市中肺炎におけるCTの適応は, 臨床的に肺炎が疑われるが単純X線写真で明確でない症例, 単純X線写真で線状/網状影, すりガラス影を呈する症例, 通常の肺炎の治療に反応しない症例, 他疾患との鑑別などと考えられる. また, 本稿のテーマである, 細菌性肺炎, 非定型肺炎との鑑別についても, 場合によっては考慮されてもよいと考えられる.

細菌性肺炎と非細菌性肺炎との鑑別

細菌性肺炎と非定型肺炎との鑑別について, 2007年に日本医学放射線学会および日本放射線科専門医会共同による「成人市中肺炎の画像診断ガイドライン」[3]においても, 「細菌性肺炎と非定型肺炎との鑑別にCT/HRCTは有用か?」というクリニカルクエスチョンがあり, 「マイコプラズマ肺炎を除き, 有用性のエビデンスは限られる」（推奨グレードC1）との答えであった. マイコプラズマ肺炎については, 特徴的なCT所見がある程度確立されているが[4]〜[9], その他のウイルス肺炎, クラミドフィラ肺炎, レジオネラ肺炎についてのまとまった症例数でのCT所見の報告が少なく, 実は細菌性肺炎についても同様である. 近年, これらについての論文も報告され始めているが, まだ十分とはいえない. 本稿では, 非定型肺炎の中で最も頻度の高く, 市中肺炎ガイドラインにおいても非定型肺炎の代表と想定されているマイコプラズマ肺炎と細菌性肺炎との鑑別を主体に述べる.

マイコプラズマ肺炎の原因となる*Mycoplasma pneumoniae*は径100〜120 nm程度の大きさで, 多くの細菌より1オーダー小さい. 市中肺炎に占める割合は報告によって異なるが, およそ, 5〜30%とされており, 肺炎球菌, インフルエンザ杆菌に次ぐ頻度とされている. 若年者に好発し, 発症は秋から冬にかけて多いが, 通年にわたるとされ, 集団感染が多いのが特徴である. 激しい咳を呈することが多く, 通常は軽症だが, まれに閉塞性細気管支炎や急性呼吸窮迫症候群（acute respiratory distress syndrome：ARDS）を呈することもあり, 注意が必

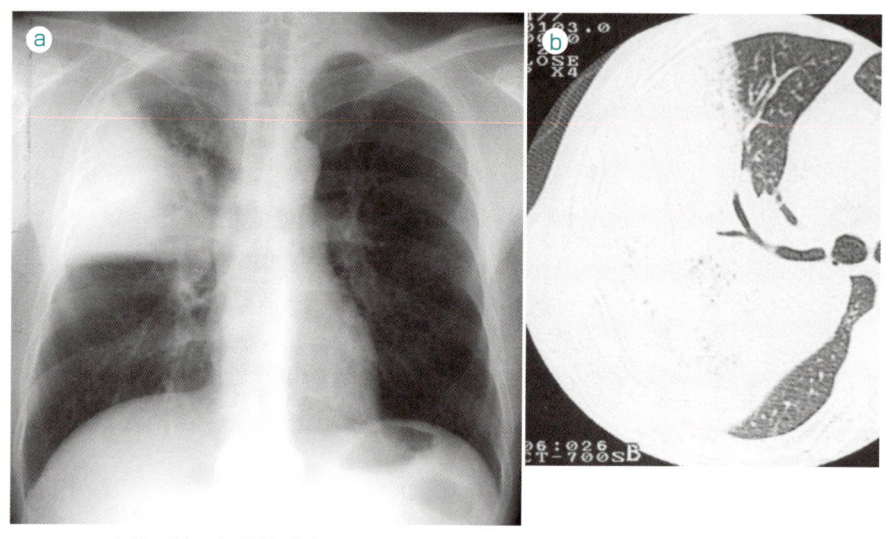

図1 50歳代男性：細菌性肺炎
ⓐ胸部単純X線写真：右上葉に区域性のコンソリデーションがみられる。
ⓑ高分解能CT所見：CTにおいても右上葉に一致したコンソリデーションがみられる。単純X線写真でコンソリデーションの場合はCTでもほぼコンソリデーションであることが多く，このような場合にはCTまで施行する意義は少ないと考えられる。

要である[10]。菌体は気道の線毛上皮に親和性が高く，細胞表面に感染し，自走することが知られている[4]。感染すると細気管支上皮の破壊・脱落を伴う細気管支炎を来し，細気管支周囲の間質および肺胞腔内への単核球浸潤がみられる。基本的な病変は気管支肺動脈周囲間質に顕著であるが，細胞性免疫が抑制された状態では，大葉性肺炎と似た病態，すなわち，好中球の肺胞腔内浸潤による肺胞炎を主体とする所見を呈することが知られている[4)11]。

CT所見については，市中肺炎の中では最も論文が多く，ほぼ確立されている[4)～9]。前述の病理所見を反映して，気管支・細気管支壁肥厚，小葉中心性陰影および分岐状影（tree-in-bud pattern）が主たる所見である。また，菌体が比較的中枢側の主軸気管支から直接直角に分岐する娘枝（側枝）領域にも感染を来しやすいことから，小葉中心性陰影は中枢側の主軸気管支に沿った領域に生じやすいという特徴がある（図2, 3）[4)～8]。

細菌性肺炎については，そのCT所見について，多くに論文があるわけではなく，ほかの肺疾患に比し，むしろ少ないといえる。肺炎には病理学的に気管支肺炎と肺胞性肺炎（大葉性肺炎）とがあるが，細菌性肺炎の中で最も高頻度である肺炎球菌肺炎およびクレブシエラ肺炎では大葉性肺炎であることが多い。肺炎球菌性肺炎においては，近年，気管支肺炎であることも多いと言われてきているが，肺炎球菌肺炎において，肺炎球菌単独感染と混合感染とのCT所見を比較したOkadaらの論文によると，気管支壁肥厚，小葉中心性陰影などの気管支肺炎パターンである場合は，混合感染の可能性が高いとのことで，肺炎球菌単独感染では，やはり大葉性肺炎パターンが多いということになる[12]。同じく，Okadaらの論文から，クレブシエラでもほぼ同様であった[13]。

肺炎球菌肺炎を主体とする細菌性肺炎，および，マイコプラズマを主体とする非定型肺炎の鑑別を試みた論文は数編ある。Tanakaらは，18例の細菌性肺炎および14例の非定型肺炎との比較で，主として内側域優位に分布する小葉中

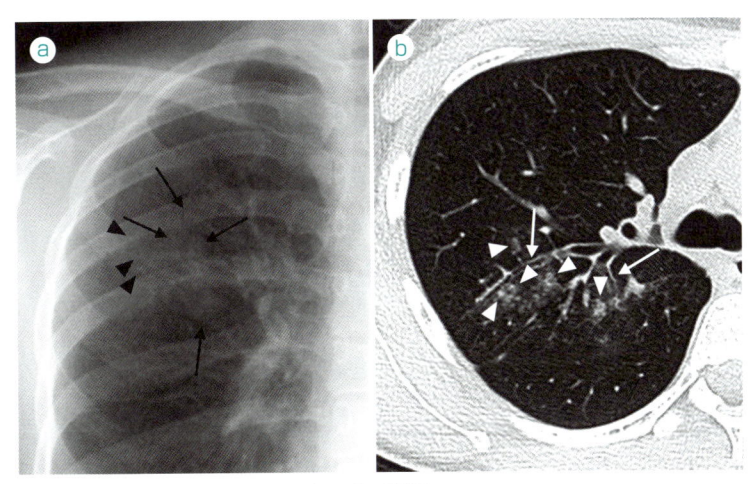

図2 20歳代女性：マイコプラズマ肺炎
ⓐ胸部単純X線写真：右上葉に斑状のすりガラス影（→）および粒状影（▶）がみられる。
ⓑHRCT所見：右上葉に気管支壁肥厚（→）および小葉中心性陰影（▶）がみられる。小葉中心性陰影は比較的中枢側の気管支の周囲に分布し、いわゆる、娘枝領域の病変と考えられる。

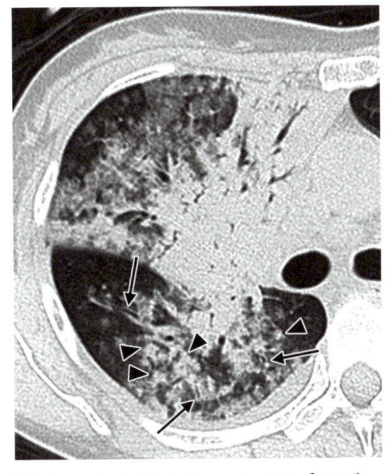

図3 40歳代女性：マイコプラズマ肺炎
HRCT所見：右上葉、下葉に広範は病変がある。上葉にはコンソリデーションが主体だが、下葉には中枢側主体に小葉中心性の粒状影（▶）および気管支壁肥厚（→）所見がみられ、マイコプラズマ肺炎に矛盾しない所見である。

心性陰影、細葉性陰影、小葉性のコンソリデーション、GGOは細菌性肺炎より非定型肺炎において有意に高頻度であったと報告している[8]。Reittnerらは35例の細菌性肺炎および28例のマイコプラズマ肺炎の比較において、小葉中心性結節はマイコプラズマ肺炎で86％と、細菌性肺炎の17％より有意に高頻度であったと報告している[6]。肺炎球菌41例、マイコプラズマ肺炎30例、クラミドフィラ肺炎24例の比較について報告したNambuらによると、気管支肺動脈肥厚、気管支肺動脈に沿った、あるいは小葉中心性に分布する結節はマイコプラズマ肺炎において、肺炎球菌肺炎よりも高頻度であったとしている[14]。これら非定型肺炎で高頻度である所見は、いわゆる気管支肺炎パターンの所見であり、細菌性肺炎でも黄色ブドウ球菌肺炎、インフルエンザ菌肺炎などの気管支肺炎パターンをとる頻度の高い肺炎では当然、マイコプラズマ肺炎との鑑別は困難であることも多いが（図4）、それでも比較的中枢側気管支周囲の病変（娘枝病変）の頻度が高い点は、多くの場合細菌性肺炎との鑑別に有用であると思われる。この病変分布の違いは、病原体の大きさ、重さ（慣性力）が関連すると考えられている。

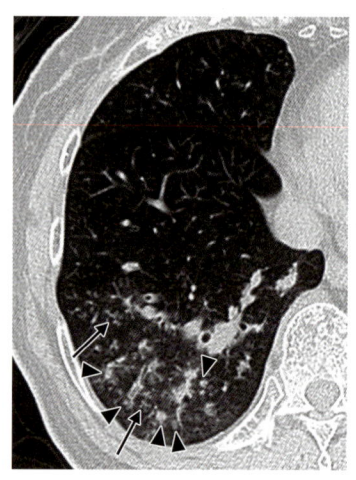

図4 70歳代女性：黄色ブドウ球菌性肺炎

HRCT所見：右下葉に気管支壁肥厚および気管支に沿った小葉中心性陰影（▶），tree-in-bud pattern（→）がみられる。マイコプラズマ肺炎と鑑別が困難な所見である。

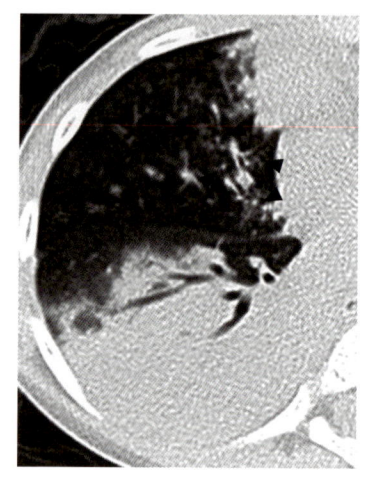

図5 4歳男児：マイコプラズマ肺炎

HRCT所見：右中葉，下葉にコンソリデーションがみられ，内部にエアー・ブロンコグラムがみられる。中葉には一部，気管支壁肥厚や小葉中心性陰影（▶）がみられる。

細菌はおよそ，大きさは1μm（1,000 nm）程度，一方，マイコプラズマは125〜250 nm程度，インフルエンザウイルスは80〜120 nm程度とされている。気管支の主軸枝の気流速度は早く，慣性力の大きい細菌は主軸枝から直角に分岐する娘枝に流入することができず，主軸枝を通って肺末梢に至り，末梢肺胞領域で炎症を惹起する[15]。一方，ウイルスやマイコプラズマはある程度の割合で娘枝に流入可能であり，しかも気管支，細気管支上皮に親和性が高く，気管支，細気管支に炎症を来しながら進展するので，娘枝にも炎症の波及が生じる[15]。よって，非定型肺炎においては，中枢気管支周囲の娘枝病変が生じやすいと考えられる。

コンソリデーションに関しては，Reittner，Nambu，Tanakaらのいずれも論文においても，細菌性肺炎と非定型肺炎との間に出現頻度においては有意差がなく，コンソリデーション単独の所見では，鑑別には有用ではない[6)8)14]。しかし，コンソリデーションが末梢優位である場合には細菌性肺炎である可能性が高いと考えられ

る[8]。ここで注意すべきは，マイコプラズマ肺炎においても，特に若年者ではコンソリデーションが主体で，大葉性肺炎と似た所見を呈するという点である。小児症例11例と成人症例5例のマイコプラズマ肺炎のCT所見を比較したLeeらの報告では，成人症例では全例で小葉中心性あるいは気管支に沿った結節のパターンが見られたのに対し，小児症例では全例で大葉性あるいは区域性のコンソリデーションを呈したとされている[9]。われわれの施設でも若年者ではしばしば，大葉性肺炎パターンを経験している（図5）。またレジオネラ肺炎は，胸部単純X線写真において，コンソリデーション主体の大葉性肺炎パターンを呈するとされるが，病理学的には融合する気管支肺炎との記載が多く，進行の早い気管支肺炎と考えてもよいのではないかと考えられる。劇症型の肺炎であり，早期に正しく診断しないと不幸な転帰をとることから，鑑別診断は重要である。レジオネラ肺炎とほかの細菌性肺炎との比較については，Sakaiらが，38例のレジオネラ肺炎と35例の肺炎球

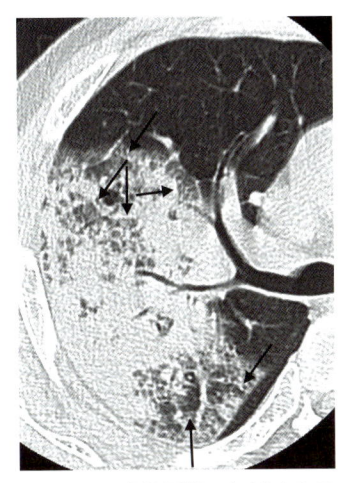

図6 40歳代男性：レジオネラ肺炎
HRCT所見：右上葉にコンソリデーション主体の病変があり，一部GGAもみられる。一部，境界が直線状な部（→）もあり，小葉単位の病変が認識できる。

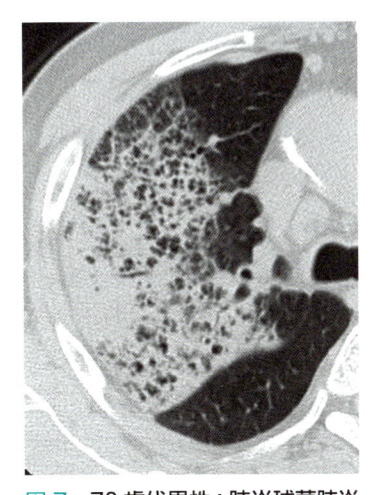

図7 70歳代男性：肺炎球菌肺炎
HRCT所見：右上葉にコンソリデーションがあり，GGAの混在もある。レジオネラ肺炎に比し，コンソリデーションとGGAの境界は不鮮明であり，コンソリデーションも末梢優位である。しかし，レジオネラ肺炎との鑑別は容易ではない。

菌肺炎のCT所見を比較して報告している。レジオネラ肺炎では，気管支に沿った，区域性あるいは亜区域性の境界明瞭で巣状のコンソリデーションが非区域性分布を示すGGO内に混在する所見が特徴的であり，この所見は肺炎球菌肺炎では9％にしかみられなかったとしている（図6）[16]。肺炎球菌肺炎ではコンソリデーションとGGOとの境界が不明瞭であった（図7）。両者とも大葉性肺炎パターンを呈するとされているが，CTではわずかに所見が異なっており，レジオネラ肺炎のCT所見は，病理学的に高頻度とされる気管支肺炎が早期に融合した所見を反映しているものと思われる。しかし，実際にはCT所見からの厳密は鑑別はなかなか難しいのが現状である。

非定型肺炎には，そのほかに肺炎クラミドフィラ，ウイルスによる肺炎がある。これらのCT所見に関する報告は少ない。肺炎クラミドフィラは混合感染が多いことから，報告されている所見についても純粋な肺炎クラミドフィラによるものかどうかは不明な点もある。病理学的には基本的に気管支肺炎を呈するが，気管支上皮細胞，肺胞マクロファージ両方に感染し得るため，病変の場は比較的広範である。報告されている所見についてもいろいろなバリエーションがあるが，混合感染が多い点に加え，病変の場が広範であることも関係しているかもしれない。前述のNambuらの報告では，気管支肺動脈肥厚，気管支肺動脈に沿った，あるいは小葉中心性に分布する結節は肺炎球菌肺炎よりも高頻度であったとしている[14]。一方，クラミドフィラ肺炎とマイコプラズマ肺炎を比較したOkadaらの論文では，気管支壁肥厚，小葉中心性陰影はマイコプラズマ肺炎において有意に高頻度であり，一方，acinar pattern（小葉性のGGOおよびコンソリデーション）はクラミドフィラ肺炎に高頻度であった[17]（図8）。この所見が主体である場合には時に細菌性肺炎との鑑別が困難であるかもしれない。

ウイルス肺炎については，ウイルスの種類により微妙に所見は異なるが，共通した病理学的

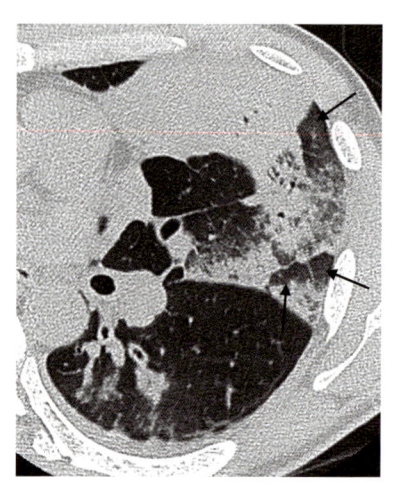

図8 40歳代男性：肺炎クラミドフィラ肺炎
HRCT所見：左舌区にコンソリデーションとすりガラス様高吸収域GGAがみられる。病変の乏しい小葉が存在すること（→）により，小葉単位の病変が認識できる。小葉中心性陰影は認識困難である。

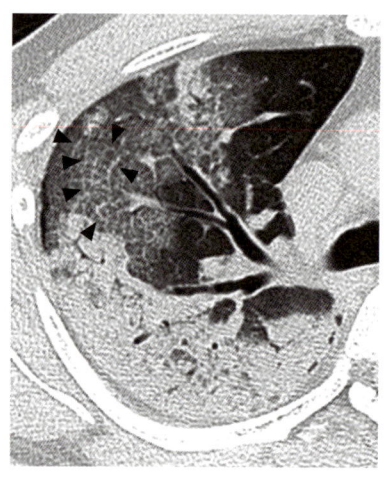

図9 30歳代男性：インフルエンザウイルス肺炎
HRCT所見：右肺上葉に広範なGGAおよびコンソリデーションがみられる。GGA内には網状影があり（▶），crazy-paving patternを呈している。

所見としてびまん性肺胞傷害（diffuse alveolar damage：DAD）が高頻度であるので，両側広範な病変を生じやすい[18]。特にインフルエンザウイルス肺炎では両側広範なGGOが高頻度で，内部に網状影（crazy-paving pattern）も高頻度にみられ，DADを反映していると考えられる[19]。市中肺炎において，このような所見を呈するのはほかの病原体では非常にまれであるので，発症時期（季節），インフルエンザ流行の有無なども参考にすれば，比較的診断は可能である（図9）。しかし，合併することのある細菌感染の所見には注意する必要がある。

おわりに

以上，細菌性肺炎，非定型肺炎について，それぞれの特徴的所見および両者の鑑別について解説したが，画像診断によって完全に鑑別できるわけでなく，また，むしろ確実に鑑別できる症例の方が少ないであろう。画像所見がすべてではなく，むしろ臨床所見，ほかの検査所見に補う形で画像診断を進める必要がある。特に，CT所見は単純X線写真に比し多くの情報を与えてくれるが，その裏で被曝を与えていることも考慮すべきであり，小児などでは特に被曝との兼ね合いを考慮すべきである。

鑑別診断のポイント

1. 胸部単純X線所見による細菌性肺炎と非定型肺炎の鑑別は困難であるが，CTを用いればある程度可能である。しかしながら，被曝・医療費などの問題から，ルーチンに行うべきではない。
2. マイコプラズマ肺炎のCT所見は比較的確立されており，細気管支周囲の間質および肺胞腔内への単核球浸潤が顕著である病理所見を反映して，気管支・細気管支壁肥厚，小葉中心性陰影およびtree-in-bud patternが主たる所見である。菌体が比較的中枢側の娘枝領域に感染を来しやすく，小葉中心性陰影は中枢側の主軸気管支に沿った領域に生じやすい。
3. 細菌性肺炎では肺胞性肺炎の頻度が高く，末梢優位のコンソリデーションを呈した場合には細菌性肺炎の可能性が高いが，気管支肺炎パターンを呈する場合もあり，マイコプラズマ肺炎との鑑別は困難なことも多い。
4. 非細菌性肺炎の中で，肺炎クラミドフィラについては画像所見の報告が少なく，CT所見は確立されていない。ウイルス肺炎においては，進行例ではDADを反映して両側広範なGGOを呈することが多い。
5. 細菌性肺炎と非定型肺炎の鑑別は，画像所見のみからの鑑別は困難であり，臨床所見，ほかの検査所見も参考にする必要がある。

【文献】

1) 日本呼吸器学会呼吸器感染症に関するガイドライン作成委員会，編．成人市中肺炎診療ガイドライン．2007
2) 長置健司．肺炎の診断における胸部CTの有用性についての検討．日医放会誌 1997；57：258-64．
3) 日本医学放射線学会および日本放射線科専門医会・医会合同ガイドライン委員会，編．成人市中肺炎の画像診断ガイドライン．2007．(http://www.jcr.or.jp/guideline/guideline2007.html)
4) 田中裕士．IV非定型肺炎・ウイルス肺炎をめぐって．3．マイコプラズマ肺炎の画像診断．藤田次郎，編．肺炎の画像診断と最新の診療．大阪：医薬ジャーナル社，2008：198-204．
5) Reittner P, Müller NL, Heyneman L, et al. Mycoplasma pneumoniae pneumonia：radiographic and high-resolution CT features in 28 patients. AJR Am J Roentgenol 2000；174：37-41.
6) Reittner P, Ward S, Heyneman L, et al. Pneumonia：high-resolution CT findings in 114 patients. Eur Radiol 2003；13：515-21.
7) Miyashita N, Sugiu T, Kawai Y, et al. Radiographic features of Mycoplasma pneumoniae pneumonia：differential diagnosis and performance timing. BMC Med Imaging 2009；9：7.
8) Tanaka N, Matsumoto T, Kuramitsu T, et al. High resolution CT findings in community-acquired pneumonia. J Comput Assist Tomogr 1996；20：600-8.
9) Lee I, Kim TS, Yoon HK. Mycoplasma pneumoniae pneumonia：CT features in 16 patients. Eur Radiol 2006；16：719-25.
10) Takiguchi Y, Shikama N, Aotsuka N, et al. Fulminant Mycoplasma pneumoniae pneumonia. Intern Med 2001；40：345-8.
11) Tanaka H, Koba H, Honma S, et al. Relationships between radiological pattern and cell-mediated immune response in Mycoplasma pneumoniae pneumonia. Eur Respir J 1996；9：669-72.

12) Okada F, Ando Y, Matsushita S, et al. Thin-section CT findings of patients with acute Streptococcus pneumoniae pneumonia with and without concurrent infection. Br J Radiol 2012 ; 85 : e357-64.
13) Okada F, Ando Y, Honda K, et al. Acute Klebsiella pneumoniae pneumonia alone and with concurrent infection : comparison of clinical and thin-section CT findings. Br J Radiol 2010 ; 83 : 854-60.
14) Nambu A, Saito A, Araki T, et al. Chlamydia pneumoniae : comparison with findings of Mycoplasma pneumoniae and Streptococcus pneumoniae at thin-section CT. Radiology 2006 ; 238 : 330-8.
15) 伊藤春海．Ⅰ肺炎の歴史と解剖・組織学的基礎知識．2．呼吸器感染症の画像診断に必要とされる肺既存構造．藤田次郎，編．肺炎の画像診断と最新の診療．大阪：医薬ジャーナル社，2008：54-64.
16) Sakai F, Tokuda H, Goto H, et al. Computed tomographic features of Legionella pneumophila pneumonia in 38 cases. J Comput Assist Tomogr 2007 ; 31 : 125-31.
17) Okada F, Ando Y, Wakisaka M, et al. Chlamydia pneumoniae pneumonia and Mycoplasma pneumoniae pneumonia : comparison of clinical findings and CT findings. J Comput Assist Tomogr 2005 ; 29 : 626-32.
18) Kim EA, Lee KS, Primack SL, et al. Viral pneumonias in adults : radiologic and pathologic findings. Radiographics 2002 ; 22 : S137-49.
19) Tanaka N, Emoto T, Suda H, et al. High-resolution computed tomography findings of influenza virus pneumonia : a comparative study between seasonal and novel (H1N1) influenza virus pneumonia. Jpn J Radiol 2012 ; 30 : 154-61.

7 真菌感染症 vs. 細菌，抗酸菌感染症

松山 直弘　　芦澤 和人　　川上 健司　　上谷 雅孝

はじめに

　真菌感染症は，免疫能が正常な宿主にもみられるが，何らかの原因により免疫能が低下した宿主に生じる感染症として重要である。臨床の場では，細菌性肺炎や抗酸菌症などその他の感染症との鑑別が必要となることが多い。血清学的，細菌学的検査が重要であることは言うまでもないが，診断が困難なことや診断に時間を要する場合も少なくない。通常，最終診断が得られる前に，胸部単純X線撮影や胸部CTなどが施行されるため，画像診断の役割は大きい。鑑別診断には各疾患の臨床所見を熟知しておく必要があるが，患者の免疫状態や画像上のパターン分類から考察することも有用である。
　本稿では，市中肺炎と院内肺炎（日和見感染）に分け，それぞれ以下の4つの画像パターン分類を行った。
　1．「浸潤影・すりガラス影」
　2．「粒状影」
　3．「結節・腫瘤影」
　4．「囊胞，空洞性病変」
　この画像パターンに基づいて，特徴的な真菌感染症の画像について説明し，細菌性肺炎や抗酸菌症との鑑別について言及する。各画像パターンと鑑別疾患の関係について（表1, 2）に示した。疾患と画像パターンは1対1に対応するもではなく，多くの疾患で複数の画像パターンを呈する。本稿では，各疾患で特徴的な画像パターンについては表中に◎で示し，解説を行った。

市中肺炎

■ 浸潤影・すりガラス影

　いずれも肺葉の容積減少を伴わない陰影であり，重なる血管は認識できない濃厚な陰影を浸潤影，重なる血管を識別できる淡い陰影をすりガラス影と呼ぶ。浸潤影とすりガラス影は，いずれも肺野のX線の透過が阻害されるためにみられるもので，肺胞内の含気の割合や病変の程度に影響される。

●真菌感染症
　アレルギー性気管支肺アスペルギルス症や肺クリプトコッカス症で，浸潤影，すりガラス影や，次項の粒状影がみられるが非特異的所見である。これらの疾患については他項で解説する。

●細菌感染症
・細菌性肺炎（bacterial pneumonia）
　肺胞性肺炎のパターンでは，早期から融合傾向をもつ比較的均一な浸潤影が，非区域性に分

表1 市中肺炎：画像パターンと鑑別疾患

	浸潤影すりガラス影	粒状影	結節・腫瘤影	嚢胞・空洞性病変
真菌 菌球型肺アスペルギルス症			○	◎
アレルギー性気管支肺アスペルギルス症	○	○		
肺クリプトコッカス症	○	○	◎	○
細菌性肺炎（肺化膿症含む）	◎	◎	○	◎
肺抗酸菌症（結核）	○	◎	○	○

注：◎は本項での解説を行っているパターンである。

表2 院内肺炎（日和見感染）：画像パターンと鑑別疾患

	浸潤影すりガラス影	粒状影	結節・腫瘤影	嚢胞・空洞性病変
真菌 侵襲性肺アスペルギルス症	○		◎	○
肺クリプトコッカス症	○	○	◎	○
肺カンジダ症	○		◎	
肺ムーコル症	○		◎	○
ニューモシスチス肺炎	◎			
細菌性肺炎（肺化膿症含む）	◎	○	◎	○
肺抗酸菌症（結核）	◎	◎	◎	◎

注：◎は本項での解説を行っているパターンである。

布する。非病変部との境界は比較的明瞭であるが周囲にすりガラス影を伴うことも多い。起炎菌としては肺炎球菌や肺炎桿菌が多くみられる。肺胞性肺炎が肺葉全体に広がったものを大葉性肺炎（lobar pneumonia）という（図1）。最近では抗菌薬などの治療の進歩に伴い見ることが少なくなっている。葉間胸膜が圧排進展され膨隆（bulging）を来す。実臨床では，気管支肺炎のパターンを呈することが多い。気道周囲に陰影がみられ，区域性分布を呈する。粒状影を伴い，病変が多肺葉にみられることも少なくない。

■ 粒状影

粒状影とは，通常径5 mm未満の円形陰影をいう。特に，径1〜2 mmの大きさが均一で広範に分布するものは粟粒影と呼ばれる。

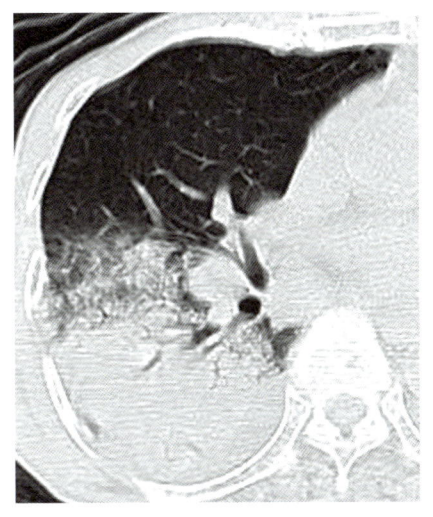

図1 70歳代，女性：肺炎球菌性肺炎
HRCT：右下葉に広範に広がる浸潤影があり，周囲にはすりガラス影がみられる。

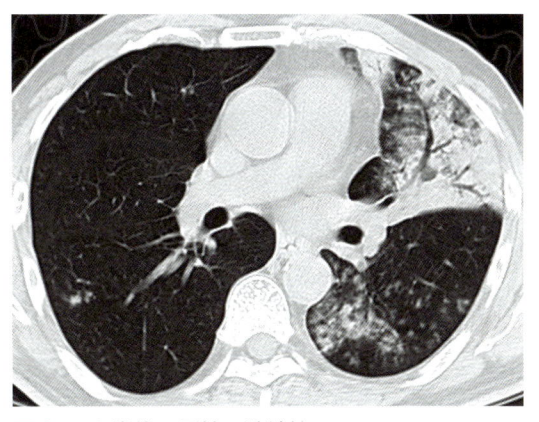

図2 50歳代，男性：肺結核
HRCT：左下葉に粒状影，分岐状影がみられ，いわゆるtree-in-bud appearanceを呈している。舌区には，気管支透亮像を伴う浸潤影があり，周囲に粒状影を伴っている。右下葉外側にも気道散布巣あり。

● 細菌感染症

・細菌性肺炎（bacterial pneumonia）

前述したように，気管支肺炎のパターンでみられる。炎症は終末・呼吸細気管支領域より始まり，気管支壁を越えて周囲肺胞領域に及び，さらに末梢性に気道に沿って進展する。このため，画像上は区域性，斑状の分布を示し，境界不明瞭な粒状影や小葉性陰影が多発性に認められる。

● 抗酸菌感染症

・肺結核症（pulmonary tuberculosis）

小葉中心性粒状影と分岐状影が特徴的で，tree-in-bud appearanceと呼ばれる（図2）。これは当初，活動性結核を示唆する所見として報告されたが，活動性結核以外の気道性疾患や腫瘍性疾患でも認められると報告されている[1]。病理学的には終末細気管支から呼吸細気管支，肺胞道を中心に乾酪壊死物質が充填されており，CTでは境界明瞭な粒状影を呈する。この点は細菌性肺炎やマイコプラズマ肺炎などの気管支肺炎でみられる淡い小葉中心性の粒状影とは異なり，鑑別には有用と思われる。

■ 結節・腫瘤影

大きさが5～30 mmの結節と，30 mmより大きい腫瘤に分類される。非感染性疾患，なかでも原発性肺腫瘍や転移性肺腫瘍などの悪性腫瘍との鑑別が問題になる。

● 真菌感染症

・アレルギー性気管支肺アスペルギルス症（allergic bronchopulmonary aspergillosis：ABPA）

アスペルギルスに対するⅠ型およびⅢ型アレルギー反応により生じ，喘息症状が必発である。胸部単純X線写真では，中枢性気管支拡張と気管支内の粘液栓が棍棒状陰影として認められ，gloved finger signと呼ばれる。CT上，粘液栓は約30％の症例で高吸収を呈するとされる。これに小葉中心性粒状影や浸潤影，無気肺を合併することがある[2]。この病態はアスペルギルスのみならず，スエヒロタケなどほかの真菌でも生じることがあり，総称してアレルギー性気

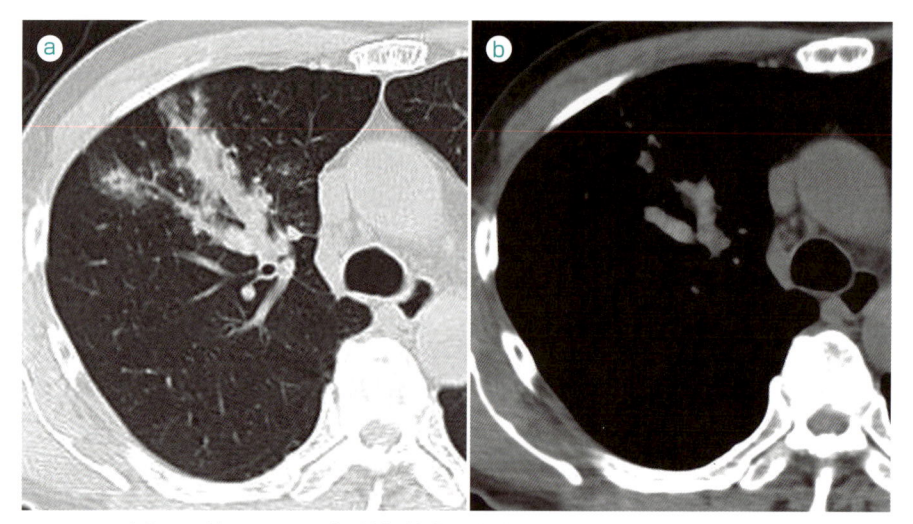

図3 60歳代，男性：アレルギー性気管支肺真菌症（スエヒロタケ）
HRCT。
ⓐ肺野条件：右上葉に棍棒状の陰影があり，拡張した気管支内の粘液栓が疑われる。
ⓑ縦隔条件：拡張した気管支内の粘液栓は淡い高吸収を呈する。

管支肺真菌症（allergic bronchopulmonary mycosis：ABPM）と呼ばれる（図3）。

・肺クリプトコッカス症（pulmonary cryptococcosis）

Cryprococcus neoformans が経気道的に感染し，病理学的に反応性の浸出性病変と多核巨細胞を伴う肉芽腫性病変を形成する。肺クリプトコッカス症は健常人にもみられる。無症状のこともあり，検診の胸部異常影などで発見されることもある。胸部単純X線写真では，孤立・多発結節影や浸潤影などさまざまな形態を呈する。CTでは，同一肺葉内に多発することや胸膜下にみられることが特徴で（図4），多発結節の方が多いとされている[3]。孤立結節のものは周囲にspiculationを伴うものもあり，原発性肺癌との鑑別が困難な症例もみられる。空洞形成は35〜40％にみられる[4]。

● 抗酸菌感染症

・肺結核腫（pulmonary tuberculoma）

肺結核症は，多彩な画像を呈するが，その中で孤立結節を呈するものとして結核腫がある。

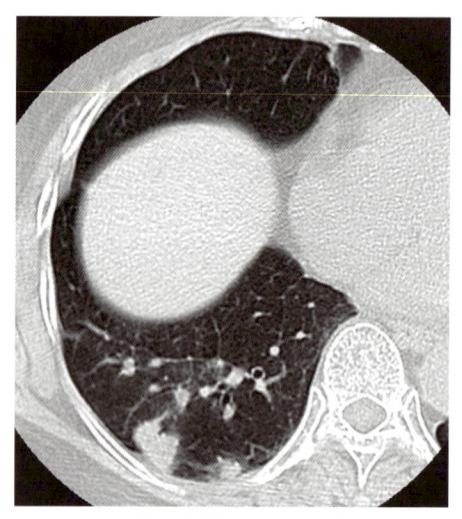

図4 70歳代，男性：肺クリプトコッカス症
HRCT：右下葉の胸膜下を主体に多発結節がみられる。

結核腫の特徴的所見は，孤立結節に加え内部の空洞形成と周囲の衛星病巣と呼ばれる気道散布像である（図5）。衛星病巣は胸部単純X線写真では指摘できず，CTでのみ同定できる場合もある。

7 真菌感染症 vs. 細菌, 抗酸菌感染症

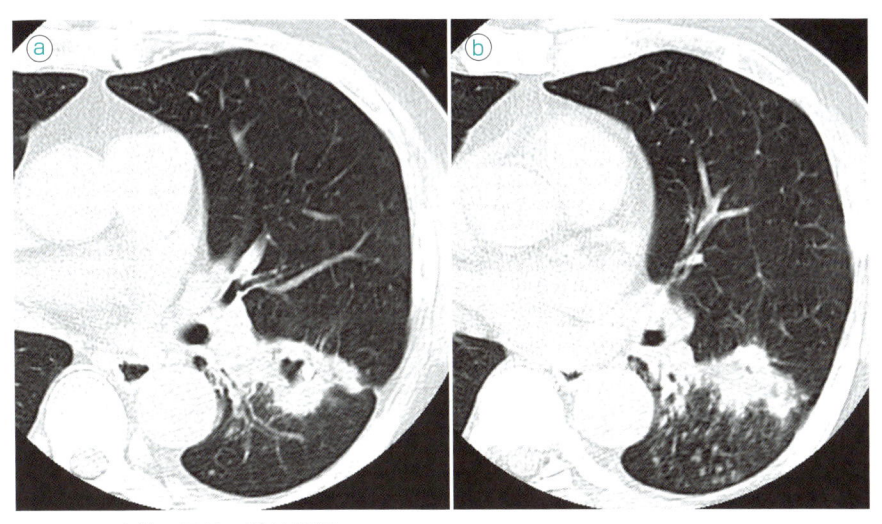

図5　60歳代, 男性：肺結核腫
HRCT。
ⓐ左下葉に空洞を伴った結節がみられ内部に石灰化と伴う。
ⓑ（ⓐ）の尾側。主病巣周囲に気道散布による衛星病巣がみられる。

囊胞, 空洞性病変

　囊胞, 空洞性病変はさまざまな疾患でみられるが, 呼吸器感染症に限っても多くの鑑別疾患があり, その診断には難渋することがある。

●真菌感染症

・菌球型肺アスペルギルス症（pulmonary aspergilloma）

　上葉に好発する。既存の空洞（結核性など）やブラ, 拡張した気管支内にアスペルギルスが侵入し菌球（fungus ball）を形成する（図6）。胸部単純X線写真やCTでは, 空洞内に菌球による円形または類円形の結節・腫瘤影を認める。菌球が空洞の大部分を占めるようになると空洞内の菌球でない部分が三日月状の透亮像としてみられ, meniscus sign と呼ばれる。ただ, この所見は本症に特異的な所見ではなく, 結核や腫瘍性病変（肺癌など）, 膿瘍などでも認められることがある[5)6)]。鑑別の方法として, 本症では体位変換（腹臥位撮像）で菌球（fungus ball）

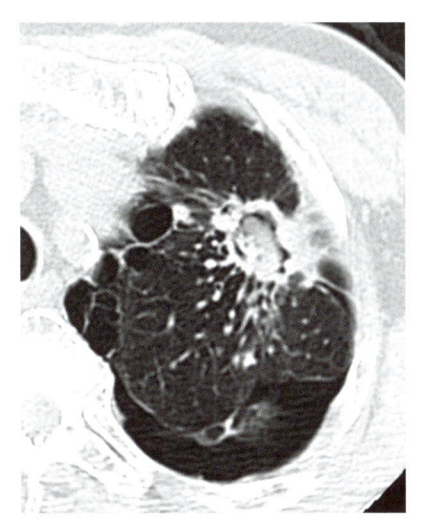

図6　70歳代, 男性：菌球型肺アスペルギルス症
　左上葉の空洞内に菌球（fungus ball）がみられる。周囲粒状影はじん肺によるものである。

移動することが特徴的である。

●細菌感染症

・肺膿瘍（肺化膿症）（lung abscess）
　肺膿瘍は, 化膿性病原菌により肺実質が壊死

に陥り空洞を形成したものである。肺炎桿菌で高頻度にみられる。胸部単純X線写真では，空洞の壁は比較的厚く，内部に液面形成（air-fluid level）を伴うことが多い。周囲には肺炎を示唆する浸潤影やすりガラス影を伴うことがある。膿胸を合併し，胸水や胸膜肥厚を伴うこともある。

● 抗酸菌感染症

・肺結核症（pulmonary tuberculosis）

肺結核による空洞は，2次結核で多いとされる。病変の中心部が壊死に陥り，誘導気管支を通じて壊死物質が排出されて空洞が形成される。空洞を伴う肺結核は喀痰陽性の活動性が高いものが多い[7]。結核性空洞の壁は厚く，平滑なことが多い（図5）。肺尖部や下葉 S^6 に好発する。その他の2次結核の特徴としては，浸潤影，粒状影や気道散布像（tree-in-bud appearance）がある。

院内肺炎（日和見感染）

浸潤影・すりガラス影

● 真菌感染症

・ニューモシスチス肺炎（Pneumocysitis jirovecii pneumonia）

原虫ではなく真菌に分類された Pneumocysitis jirovecii が起炎病原体である。放射線化学療法，免疫抑制療法，臓器移植患者など免疫不全状態の患者で認められる。呼吸困難の程度は陰影の割に著しいことも多い。病理学的には，肺胞内への好酸性の浸出物と炎症細胞浸潤，胞隔の肥厚が基本像である。

初期には，胸部単純X線写真で異常を指摘で

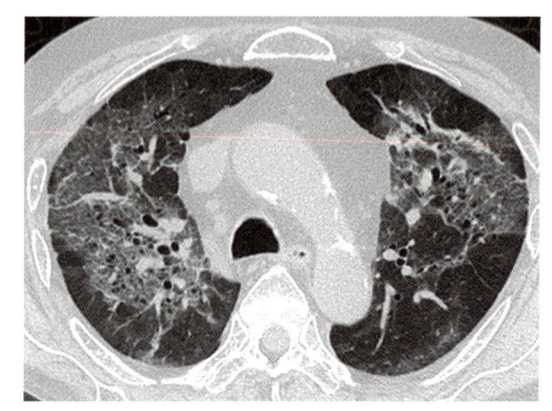

図7　70歳代，男性：ニューモシスチス肺炎（ステロイド投与中）
HRCT：両肺に，内部に網状影を伴うすりガラス影がみられる。非病変部との境界は明瞭で，胸膜下は比較的温存されている。

きないことがあるが，両側肺門側主体のびまん性のすりガラス影や線状・網状影としてみられることが多い。CTでは，両側性びまん性のすりガラス影が汎小葉性にみられ，胸膜下が温存されることが多い（図7）。病変部と非病変部が明瞭に境界される，いわゆるモザイクパターンを示し，すりガラス影の内部に網状影（crazy-paving appearance）がみられることもある[8]。AIDSの患者では，さらに多発性の囊胞性病変が上葉主体に混在していることが多い。病変が高度になると浸潤影が認められるようになる。

その他の真菌感染症でも，浸潤影，すりガラス影を呈することがある。

● 細菌感染症

・細菌性肺炎（bacterial pneumonia）

細菌性肺炎の病原体としてはグラム陰性桿菌の頻度が高い。画像所見の特徴は市中肺炎における細菌性肺炎と同様であるが，広範なすりガラス影を呈する頻度が高い。好中球減少時などは反応に乏しく，症状の割に画像所見ではごく軽度の異常しか呈さない場合があるので注意が必要である[9]。

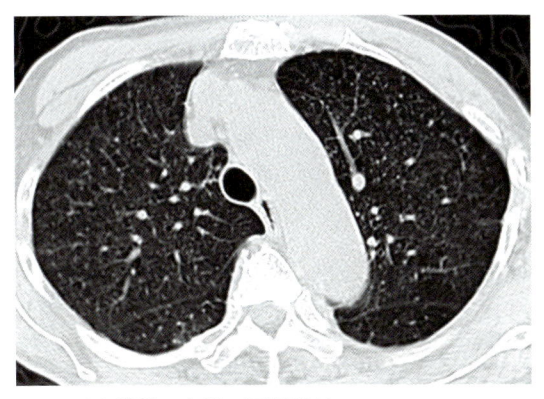

図8 80歳代, 女性：粟粒結核
HRCT：両肺にびまん性の粒状影がみられる。粒状影は, 2次小葉の構造と無関係に存在しランダムパターンである。

●抗酸菌感染症

・肺結核症（pulmonary tuberculosis）

日和見感染としての肺結核では, 1次結核類似の浸潤影を呈することがあり, 結核性肺炎（乾酪性肺炎）と呼ばれる。多数の浸出性小葉性病変が融合し形成されると考えられている。陰影内に多発空洞を形成する, 比較的下葉に多く分布するなどの特徴がある[10]。

粒状影

●真菌感染症

肺カンジダ症の血行性散布では, 多発粒状影がみられることが多い。まれだが, 肺クリプトコッカス症で, びまん性粒状影を来すことがある。

●抗酸菌感染症

・粟粒結核（miliary tuberculosis）

結核菌が血行性に全身に広がり, 肺内にびまん性に粟粒の病変を来す疾患である。初期では, 臨床所見が著明であるにもかかわらず胸部単純X線写真では異常を指摘できないことがあり, 注意が必要である。胸部単純X線写真では, 両肺びまん性の微細粒状影がみられる。高分解能CT（high-resolution CT：HRCT）では, 粒状影は肺の2次小葉の構造と無関係に分布し, ランダムパターンを呈する（図8）[11]。粒状影は融合し5 mmほどの大きさとなることもある。また, すりガラス影や小葉間隔壁の肥厚を伴うこともある[11]。

結節・腫瘤影

●真菌感染症

・侵襲性肺アスペルギルス症（invasive pulmonary aspergillosis）

死亡率が高く早期診断が重要であるが, 喀痰検査や組織学的診断が困難であり, 画像診断が非常に重要な役割を占める。血管侵襲性（angio-invasive）と気道侵襲性（airway-invasive）の2型に分けられ, 前者の頻度が高いが両者の混在も少なくない[12]。

血管侵襲性の病変では, 血管親和性の高いアスペルギルス菌体の肺動脈内浸潤による出血性梗塞が本態である。胸部単純X線写真上, 初期病変は孤立・多発性の結節・腫瘤影や浸潤影として認められる[13,14]。CTでは斑状あるいは区域性の浸潤影や結節・腫瘤影がみられ, 周囲にすりガラス影を伴うことが多い。中心部の凝固壊死巣と周囲の出血を反映しており, CT halo signと呼ばれる（図9）[15,16]。本症の初期病変として重要であるが, カンジダ症などほかの真菌症, ウェゲナー肉芽腫症などの血管炎, 血管肉腫の転移など種々の病態でもみられる[17]。

白血球回復期には, 中心部の凝固壊死巣の分離により周囲の肺胞領域との間に三日月状の気腔を生じ, air crescent signが形成される[18]。通常2〜3週間後にみられる所見で, 白血球の回復しない患者には認められない。このサインは, 感染からの回復期にあることを示唆する点で臨床的意義がある。

気道侵襲性は, 経気管支性進展により基底膜

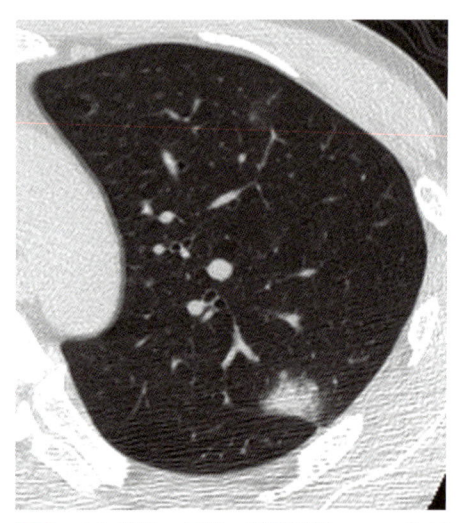

図9 30歳代，男性：侵襲性肺アスペルギルス症（AMLで骨髄移植後）
HRCT：左上葉の大葉間裂に接して結節がみられる。結節周囲にはすりガラス影が認められ，いわゆるCT halo signを呈している。

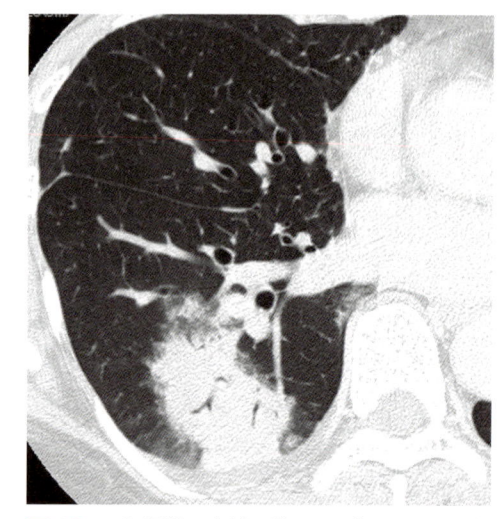

図10 40歳代，女性：肺クリプトコッカス症（ステロイド投与中）
HRCT：右下葉に結節が癒合したような浸潤影がみられ，内部に気管支透亮像を伴う。周囲にすりガラス影も認められる。

深部に浸潤する病態で，気管支肺炎のパターンを呈する。CTでは小葉中心性粒状影や気管支周囲の浸潤影が認められる[19]。

・肺クリプトコッカス症（pulmonary cryptococcosis）

基礎疾患を有する症例では，有症状例もあるが，症状は一般に軽微である。しかし，髄膜炎の合併がまれではない。画像上の特徴として，孤立性あるいは多発性の結節・腫瘤影に加え，結節影が融合したような浸潤影を呈することが多い（図10），空洞や胸水が多い，多肺葉分布が多いなどがある[20]。まれにびまん性粒状影や広範なすりガラス影を呈することもある。

・肺カンジダ症（pulmonary candidiasis）

カンジダ属は，口腔や咽頭に常在するため，喀痰から検出されても診断的意義はない。気管支からの菌の採取または血液培養による菌の証明が必要である。主な病原体は *Candida albicans* であり，組織や血液中に侵入することによって感染が成立する。長期カテーテル留置，糖尿病，血液疾患患者で高頻度に認められる。

病変は血行性散布と経気道性散布とに分類される。

血行性病変では，病理学的に中心部の壊死巣とその周囲の出血が認められる[21]。このため，CT上，血管侵襲性アスペルギルス症と同様，結節はCT halo signを呈する。結節は小さいものが多発する傾向があり，本症に特徴的とする報告が多い[21)22]。空洞形成はまれである。経気道性病変では，気管支肺炎のパターンが認められる。

・肺ムーコル症（pulmonary mucormycosis）

ムーコルは土壌や空中に存在する真菌で，病原性は低く頻度は低い。糖尿病や放射線化学療法による好中球減少の患者に好発する。β-D-グルカンが上昇せず，培養陽性率も低いため，診断には組織学的に菌糸を証明する必要がある。経気道的感染によって肺内に化膿性・壊死性病変を形成する。アスペルギルスやカンジダ同様に，血管内に侵入し血栓形成による梗塞を来すことが特徴である。胸部単純X線写真およびCTでは，浸潤影や結節・腫瘤影を呈すること

が多い[23]。CT halo sign や，経過中に空洞・air crescent sign を呈することがあり，画像上，アスペルギルス症に類似する。

●細菌感染症

・敗血症塞栓症（septic emboli）

　黄色ぶどう球菌，連鎖球菌が多い。感染源として感染性心内膜炎や感染した中心静脈カテーテル，ペースメーカーリード，歯科感染症などが挙げられる。CT では結節や胸膜下の楔状の病変が多数みられ，空洞は伴うことも伴わないこともある。血管が病変の中心に入り込む feeding vessel sign が特徴とされる[24]〜[26]。

●抗酸菌感染症

　肺結核症に関して前述した。

■ 囊胞，空洞性病変

●真菌感染症

　前述のように真菌感染症のうち，侵襲性アスペルギルス症，クリプトコッカス症，肺ムーコル症では空洞形成がみられる。また，AIDS 患者のニューモシスチス肺炎では，非 AIDS 患者に比べ上葉優位の囊胞の頻度が高い。

●抗酸菌感染症

・肺結核症（pulmonary tuberculosis）

　前述したように免疫不全患者ではさまざまな所見を呈する。糖尿病患者では空洞形成が高頻度にみられ下葉に多いとされる[27]。Ikezoe らの報告では，免疫不全患者において非区域性分布を呈する陰影や陰影内部に小空洞の多発する病変が多いとされている[28]。

おわりに

　市中肺炎と日和見感染に分け，画像パターン分類ごとに代表的な真菌感染症について解説を行った。また，細菌感染症，抗酸菌症との鑑別について言及した。臨床の現場では画像所見が混在することも多く，必ずしも十分なパターン分類ができるわけではないが，臨床所見を加味することで，ある程度鑑別診断を絞ることも可能であり，診断の一助となるものと思われる。

鑑別診断のポイント

1. 肺真菌症は，同じ起炎病原体でも，患者の免疫能状態によりさまざまな画像所見を呈し得る．このため，患者の免疫能状態を把握し鑑別を進めることが重要である．
2. 血清学的，細菌学的検査は重要であるが，これらは診断に時間を要することも少なくなく，その前に胸部単純X線写真やCTが施行される．各起炎病原体の特徴的な画像パターンを認識し，パターン分類から鑑別を進めることは有用である．
3. 肺真菌症は，結節・腫瘤が主な所見で，周囲に出血を反映したすりガラス影（CT halo sign）を呈することが多い．
4. 例外として，ニューモシスチス肺炎では，びまん性すりガラス影がモザイク状にみられるのが特徴的である．
5. アレルギー性気管支肺真菌症では，中枢気管支拡張と気管支内の粘液栓が棍棒状陰影としてみられる．

【文献】

1) Aquino SL, Gamsu G, Webb WR, et al. Tree-in-bud pattern：frequency and significance on thin section CT. J Comput Assist Tomogr 1996；20：594-9.
2) Angus RM, Davies ML, Cowan MD, et al. Computed tomographic scanning of the lung in patients with allergic bronchopulmonary aspergillosis and in asthmatic patients with a positive skin test to Aspergillus fumigatus. Thorax 1994；49：586-9.
3) 芦澤和人，筒井 伸，山口哲治，ほか．肺クリプトコッカス症のCT所見：60症例の解析．臨放 2006；51：91-5.
4) Fox DL, Müller NL. Pulmonary cryptococosis in immumocompetent patients：CT findings in 12 patients. AJR Am J Roentgenol 2005；185：622-6.
5) Katz AS, Naidech HJ, Malhotra P. The air meniscus as a radiographic finding：a review of the literature and presentation of nine unusual cases. Crit Rev Diagn Imaging 1978；11：167-83.
6) Abramson S. The air crescent sign. Radiology 2001；218：230-2.
7) Kosaka N, Sakai T, Uematsu H, et al. Specific high-resolution computed tomography findings associated with sputum-positive pulmonary tuberculosis. J Comput Assist Tomogr 2005；29：801-4.
8) Bergin CJ, Wirth RL, Berry GJ, et al. *Pneumocystis carinii* pneumonia：CT and HRCT observations. J Comput Assist Tomogr 1990；14：756.
9) 田中伸幸，松本常男，松永尚文，ほか．免疫不全患者の肺合併症の画像診断．画像診断 2005；25：96-107.
10) Choyke PL, Sostman HD, Curtis AM, et al. Adult-onset pulmonary tuberculosis. Radiology 1983；148：357-62.
11) Hong SH, Im J-G, Lee JS, et al. High resolution CT findings of military tuberuculosis. J Comput Assist Tomogr 1998；22：220-4.
12) Orr DP, Myerowitz RL, Dubois PJ. Patho-radiologic correlation of invasive pulmonary aspergillosis in the compromised host. Cancer 1978；41：2028-39.
13) Souza CA, Müller NL, Marchiori E, et al. pulmonary invasive aspergillosis and candidiasis in immunocompromised patients：a comparative study of the high-resolution CT findings. J Thorac Imag 2006；21：184.
14) Pagani JJ, Libshitz HI. Opportunistic fungal pneumonias in cancer patients. AJR Am J Roentgenol 1981；137：1033-9.

15) Kuhlman JE, Fishman EK, Siegelman SS. Invasive pulmonary aspergillosis in acute leukemia : characteristic findings on CT, the CT halo sign, and the role of CT in early diagnosis. Radiology 1985 ; 157 : 611-4.
16) Kuhlman JE, Fishman EK, Burch PA, et al. CT of invasive pulmonary aspergillosis. AJR Am J Roentgenol 1988 ; 150 : 1015-20.
17) Primack SL, Hartman TE, Lee KS, et al. Pulmonary nodules and the CT halo sign. Radiology 1994 ; 190 : 513-5.
18) Kim MJ, Lee KS, Kim J, et al. Crescent sign in invasive pulmonary aspergillosis : frequency and related CT and clinical factors. J Comput Assist Tomogr 2001 ; 25 : 305.
19) Logan PM, Primack SL, Miller RR, et al. Invasive aspergillosis of the airways : radiographic, CT and pathologic findings. Radiology 1994 ; 193 : 383-8.
20) Khoury MB, Godwin JD, Ravin CE, et al. Thoracic cryptococcosis : immunologic competence and radiographic appearance. AJR Am J Roentgenol 1984 ; 142 : 893-6.
21) Dubois P, Myerowitz RL, Allen CM. Pathoradiologic correlation of pulmonary candidiasis in immunosuppressed patients. Cancer 1977 ; 40 : 1026-36.
22) Pagani JJ, Libshitz HI. Opportunistic fungal pneumonias in cancer patients. AJR Am J Roentgenol 1981 ; 137 : 1033-9.
23) McAdams HP, Rosado de Christenson M, Strollo DC, et al. Pulmonary Mucormycosis : radiologic findings in 32 cases. AJR Am J Roentgenol 1997 ; 168 : 1541-8.
24) Iwasaki Y, Nagata K, Nakanishi M, et al. Spiral CT findings in septic pulmonary emboli. Eur J Radiol 2001 ; 37 : 190-4.
25) Huang RM, Naidich DP, Lubat E, et al. Septic pulmonary emboli : CT-radiographic correlation. AJR Am J Roentgenol 1989 ; 153 : 41-5.
26) Kuhlman JE, Fishman EK, Teigen C. Pulmonary septic emboli : diagnosis with CT. Radiology 1990 ; 174 : 211-3.
27) Pérez-Guzman C, Torres-Cruz A, Villarreal-Velarde H, et al. Atypical radiological images of pulmonary tuberculosis in 192 diabetic patients : a comparative study. Int J Tuberc Lung Dis 2001 ; 5 : 455-61.
28) Ikezoe J, Takeuchi N, Johkoh T, et al. CT appearance of pulmonary tuberculosis in diabetic and immunocompromised patients : comparison with patients who had no underlying disease. AJR Am J Roentgenol 1992 ; 159 : 1175-9.

8 活動性結核 vs. 非活動性結核

楊川 哲代　　酒井 文和　　高木 康伸

はじめに

結核感染症は幼児から高齢者まで幅広い年齢層で発症，たとえ治癒をしても長い人生の中で宿主の免疫力低下により再燃する特殊な特徴をもつ感染症である。活動性の有無の判断は治療の有無を左右するため非常に重要である。

活動性結核は結核活動性分類の中で定義されている。活動性とは結核の治療を要するもの，非活動性とは治療を要しないが経過観察を要するものとされている。活動性群では，① 喀痰塗抹陽性，② 喀痰塗抹以外の検体，検査法を用いた検査で結核菌陽性（喀痰塗抹陰性で培養陽性，気管支内視鏡検査で塗抹陽性，核酸診断検査で陽性）者が分類され，非活動性群には治療終了し上記所見がないものが分類される。結核の活動性は喀痰培養検査といった細菌学的検査により判断される[1]。

結核の病理所見は岩崎龍郎をはじめとする多くの病理医により研究され，これらに基づき結核の画像所見がまとめられている。活動性肺結核病変を疑う所見についてもいくつか知られており，これを基に日常診療の中でも活動性肺結核感染症を疑うかについてレポートの中で言及しているが，症例の中にはその判断に悩むケースを経験することがある。本稿では活動性・非活動性の判断が難しいと感じた症例を提示し，なぜ判断が難しいのかについて考えてみようと思う。

結核病変の自然治癒過程と活動性/非活動性病変の画像所見について

結核病変の自然治癒過程[2,3]

肺結核が肺内に侵入後生体がどのように反応し肺内にどのような病変が形成されるかは岩崎の著書『結核の病理』[2]中で解説されている。これによると結核病変は，① 滲出性反応期，② 繁殖性反応期・増殖性反応期，③ 硬化性反応期という3つのステップに分かれるとされている。

滲出性反応期は血液成分の血管外滲出を特徴とする反応である。肺内に侵入した菌に対し好中球，マクロファージ，リンパ球が病巣へ遊走，免疫細胞から放出されるサイトカインによって血液成分の血管外滲出が生じ乾酪性肺炎の形成過程において特徴とされる病理所見である。画像では浸潤影を呈する。

繁殖性反応期は病変の中に乾酪変性と類上皮細胞増生による結核結節形成を特徴とする病変を指す。中心にある結核菌は酸素を遮断され増殖を止めることになる。この時期に誘導気管支が病変と交通を保っていると内部が隔出され空洞が形成される。増殖性反応期は病変内線維性

増殖を特徴とし乾酪性肉芽腫の完成期に相当する。病変の内部には非常に細かい網目状の格子線維が出現，病変の周囲にも線維芽細胞から形成された膠原線維が出現しこれが病変を覆うように広がってくる。この時期は菌の囲い込みに成功した病変部内に修復が開始される時期と考えられる。この時期において誘導気管支内に肉芽が形成され病変への酸素供給が断たれた状態となれば病変は硬化性反応期に病変が移行する。繁殖反応期，増殖反応期の画像所見はこれら病理反応を反映し病変の境界が比較的明瞭となる，丸みのある病変形成を来してくる[2]，誘導気管支と交通があれば内部に空洞が形成される。

硬化性反応期は病変内部に増生した結合組織によって組織が硬化する変化で瘢痕治癒過程を指す。病変は硬化萎縮し周囲肺には気腫化が起こってくる。

結核病変の肺内分布

結核の肺病巣は肺胞道から始まることが多く細葉性病変が結核病変の最小単位とされる。細葉性結節病変は小葉内辺縁域優位に広がり，これらが小葉を埋めるように広がった場合は小葉性病巣となり，これらが癒合し大葉全体に広がった場合は大葉性乾酪性肺炎となる。画像上小葉中心性結節影が結核病変において特徴的な所見として挙げられるが病変の主座，広がりを反映していると考えられる。

活動性・非活動性肺結核のCT所見[4]

2次性結核における活動性病変とは教科書的には以下の所見を指す。

健常者の場合では，気管支，細気管支病変として小葉中心性結節，分岐状・線状影や tree-in-bud appearance が肺内病変として肺内結節影，1～2 cm 大の小葉性浸潤影，空洞影が挙げられ，これら病変は上肺野背側となる S^1，S^2，S^{1+2}，S^6 を好発部位とするといわれている。免疫低下者では粟粒結核，乾酪性肺炎型をとりその分布は全肺野にわたるといわれている。

画像で非活動性病変を意味する用語は陳旧性結核病変，結核後遺症であり，これらの病変は前述の病理所見の中の硬化性反応期の病変を指す。細菌学的に非活動性となる病変は，この時期の病変と増殖反応期で菌が被包化され酸素が遮断され何年もの間休眠状態となった病変も入ってくるであろうと考えると，画像でいう非活動性病変とは細菌学的な非活動性よりも狭い範疇の病変を指していると思われる。結核腫は増殖反応期にみる線維に被包化され境界がはっきりとした丸い結節影を指す放射線学的用語である。この病変が前述の非活動性と活動性病変が混在する病変群に当たる。この病変では一部の病変は長い年月にわたりこの状態で存在する，いわゆる休眠状態の病変があり宿主の免疫低下に伴って活動性に転じる危険がある。初診時にこの病変を見た場合は画像では基本的にこの病変を活動性病変として扱い，類似した所見を呈する肺癌も念頭に細菌学的，病理学的な精査が望まれるとした所見記載を行っており，細菌学的活動性については画像では判断が難しい病変である。硬化反応期病変では線維化を伴う病変の中心にしばしば石灰化を認めるが，石灰化は壊死部が乾燥治癒する過程で生じてくるため必ずしも陳旧性病変といえる指標とはならない。

活動性・非活動性の判断が難しい症例

ここからは症例画像を提示し活動性，非活動性について考えてみたいと思う。

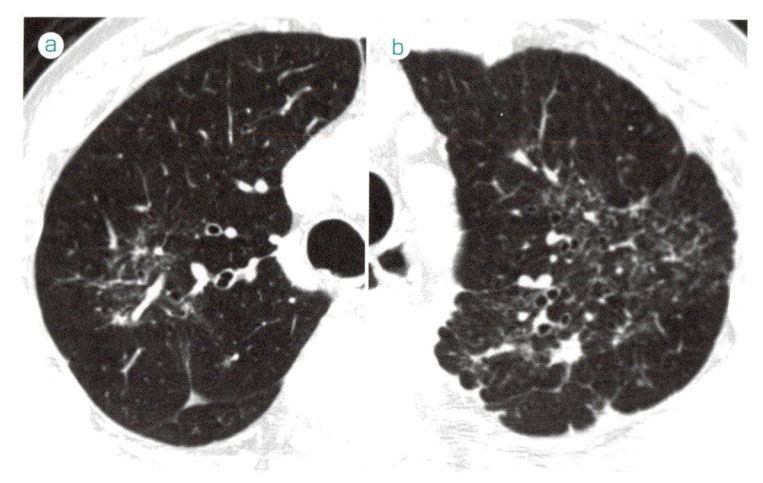

図1 64歳,女性
ⓐ右上葉,ⓑ左上葉。

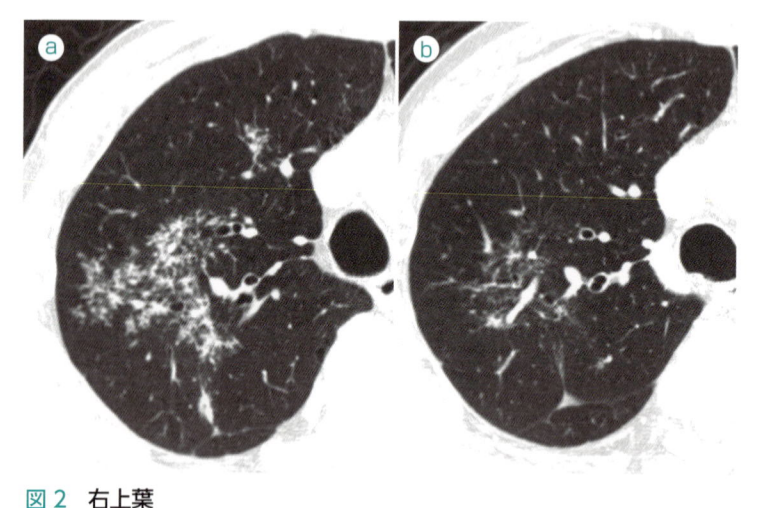

図2 右上葉
ⓐ治療前,ⓑ治療後。

■ 小葉中心性粒状影を認める病変(図1〜3)

　病変部の周囲に放射状影が認められる症例で病変部に縮みはあるが小葉内には粒状影,分岐状影を認める。全体像は縮みがあり治癒過程に入っている病変を想像するが小葉内病変所見を重視すると活動性病変の可能性がある病変となる。実際には,上記画像は結核治療後経過観察時の画像で細菌学的に菌は同定されておらず非活動性の病変である。小葉中心性結節が気道散布巣であれば活動性と考えてもよいと思われるが,細葉性結核では病変分布が細葉性をとっているだけでこの分布を保って治癒していく。治癒病変が小葉内棍棒状影や小結節として認めてもよいのである。経過がわからない症例では判断が難しいし,仮に治療後と知っていたとしても活動性か非活動性かの判断は画像では行えないと思われる。

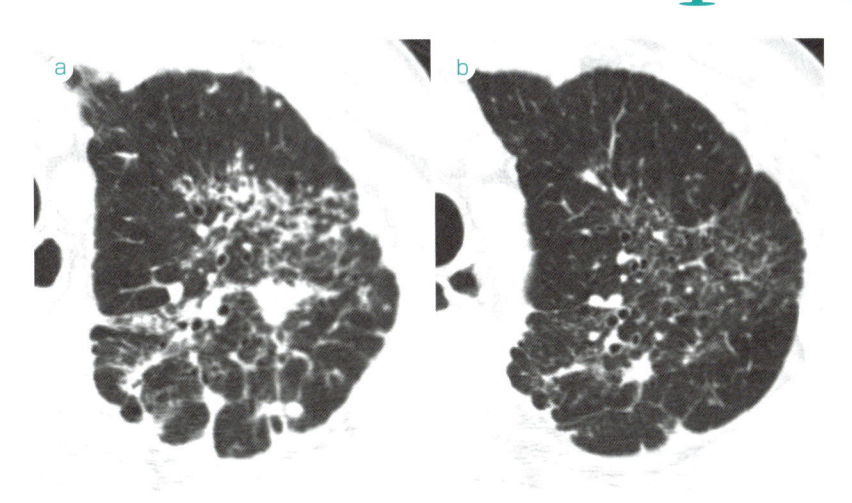

図3 左上葉
ⓐ治療前，ⓑ治療後。

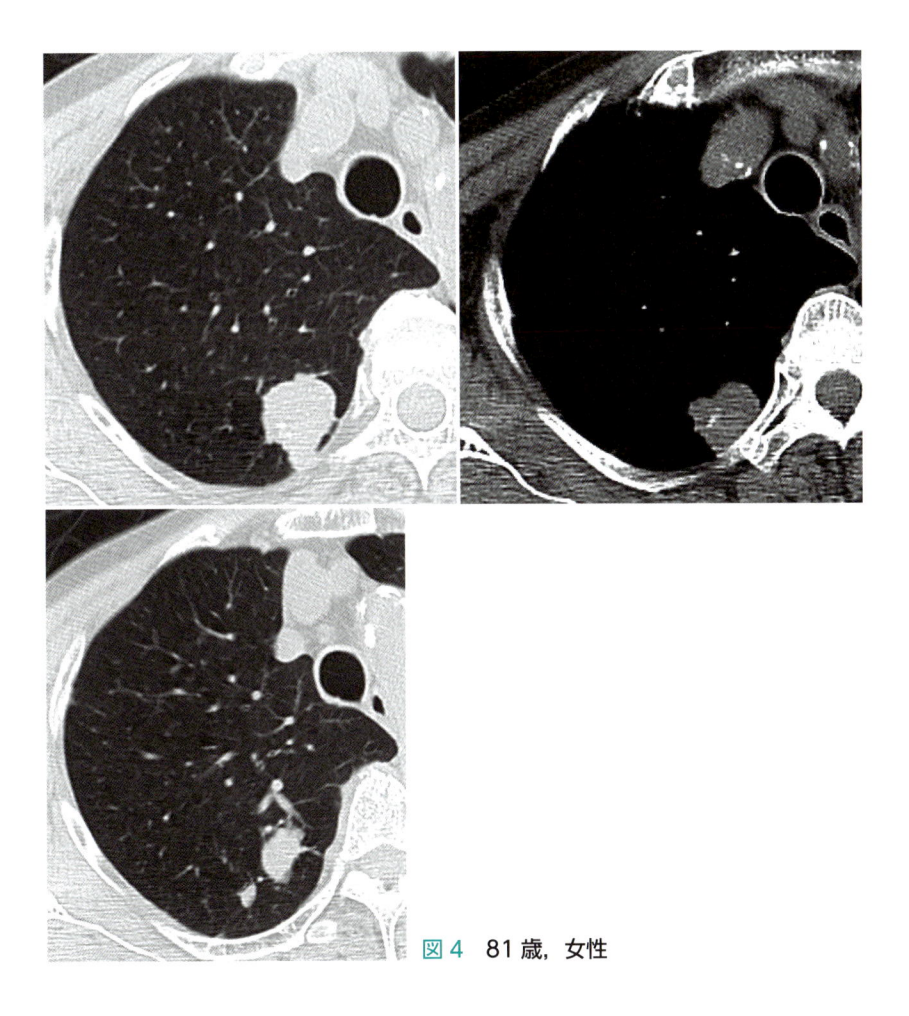

図4 81歳，女性

図5　21歳，女性
ⓐ治療前，ⓑ治療後（肺条件），
ⓒ治療後（縦隔壁条件）。

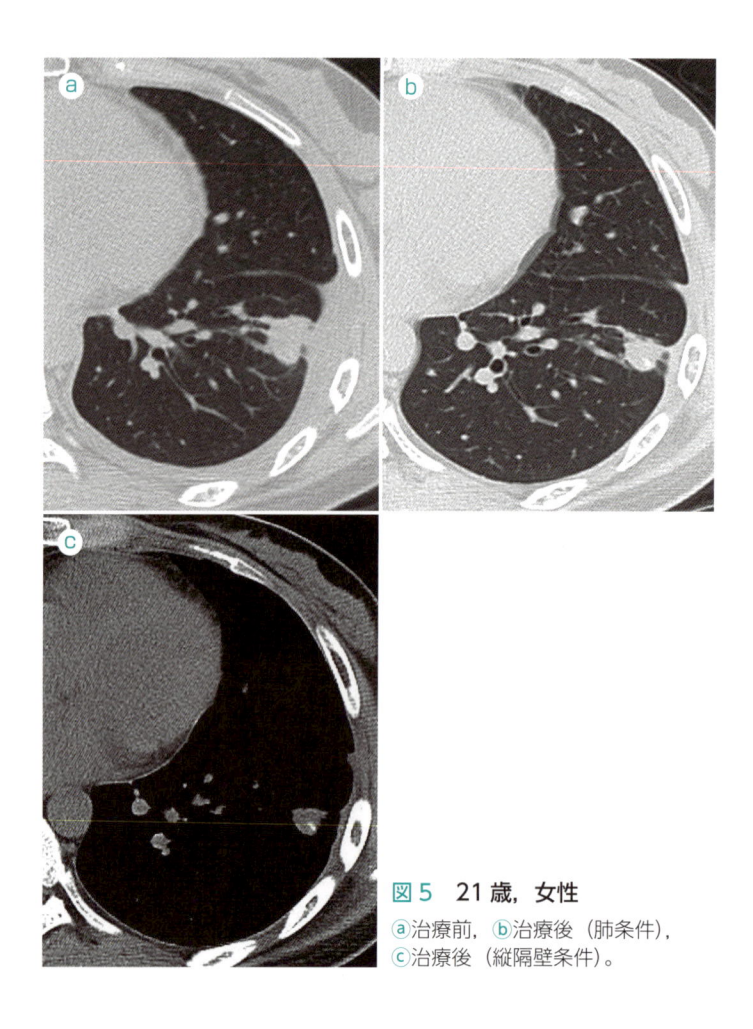

結核腫症例

●81歳，女性（図4）
　右上葉に石灰化を伴う大きな結節影を認めた。周囲には衛星結節を疑う小結節を認め活動性結核を画像上疑った。この症例は細菌学検査により菌が確認され活動性病変であった。

●21歳，女性
　図5は結核発症時と治療後のCT画像である。
　発症時では胸水貯留を認めるが結節自体の大きさや形状は治療前後でそれほど変化はない。気道散布巣がない本症例では結節の性状だけで活動性か否かは判断ができないと思われる。

乾酪性肺炎と結核後遺症

●87歳，男性（図6）
　肺気腫背景，右上葉胸膜下に非区域性浸潤影を認める。内部の空洞は肺気腫が顕在化した病変と感染による空洞形成が混在する。この症例は画像上乾酪性肺炎を疑い細菌学的にも活動性病変であった。

●65歳，男性（図7）
　右肺の容積減少が強い。胸膜下や気管支周囲に浸潤影を認め浸潤影内部には一部空洞の形成がある。浸潤影は前の症例よりも強い容積減少を伴っており硬化性病変が主体に思われるが，

8 活動性結核 vs. 非活動性結核

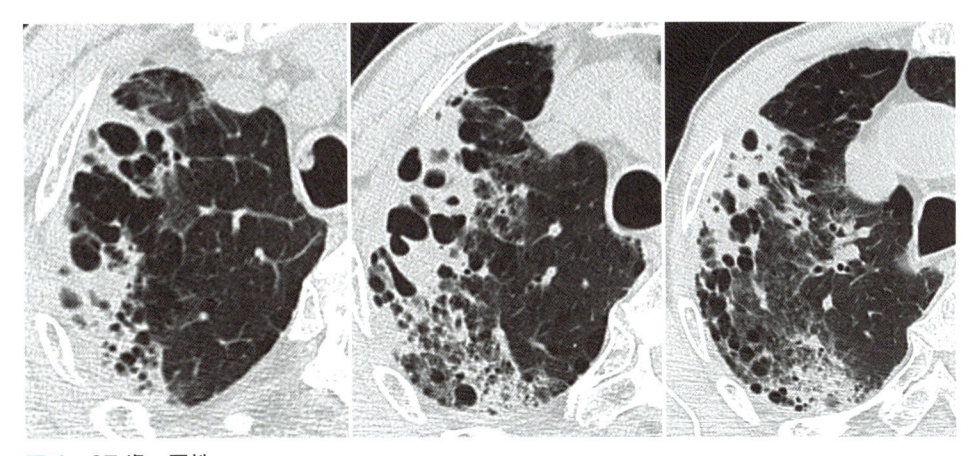

図6 87歳, 男性
右上葉浸潤影, 右から左に向かって頭尾方向連続 CT 画像。

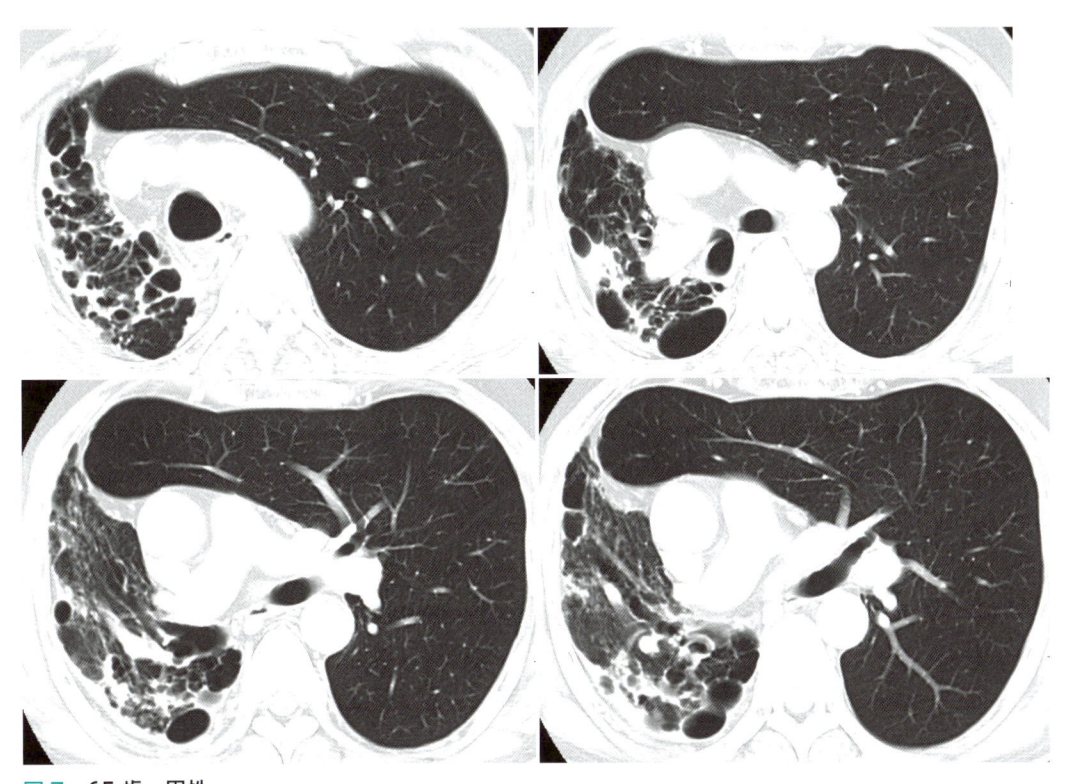

図7 65歳, 男性

所々厚みのある浸潤影が認められる。結核病変は病変の時相が必ずしも一致しない。この点を考えると簡単に結核後遺症といった非活動性病変と判断してよいのだろうか。
　図7は結核治療後の画像で図8は発症時の画像である。治療後非活動性病変と確認された時点の CT 画像と今回の画像は変化がないことを確認, 結核後遺症画像と判断ができる。

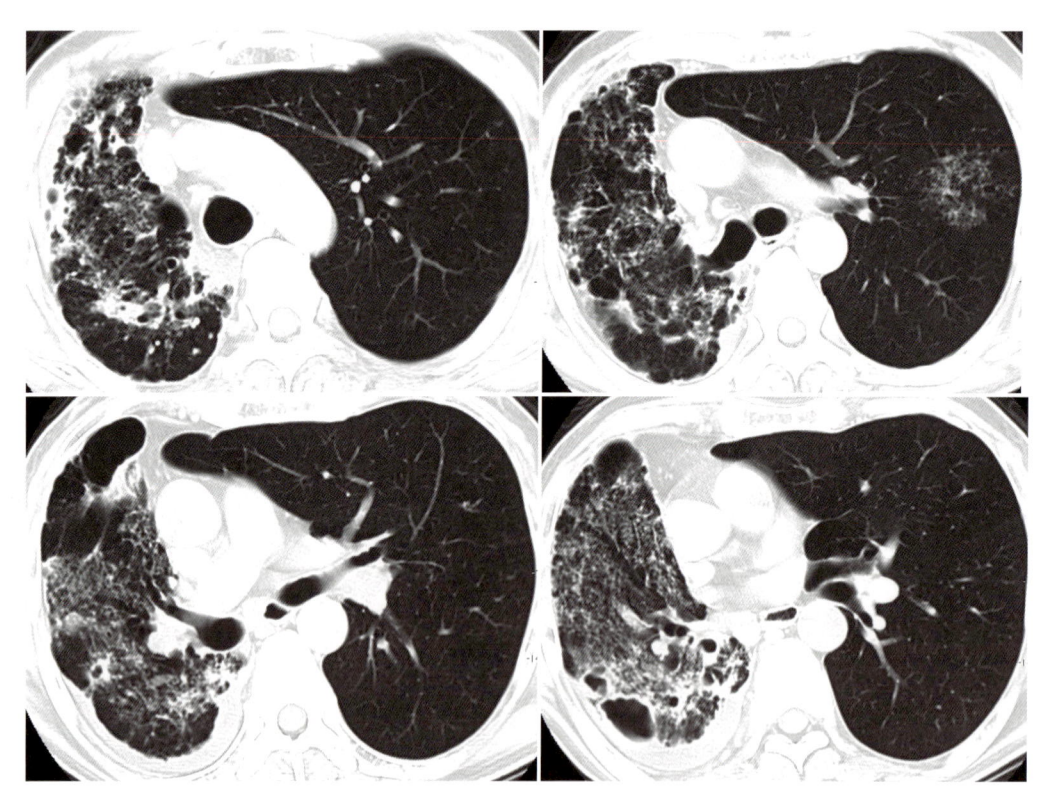

図 8 結核発症時画像
図 7 より 7 年前の画像。

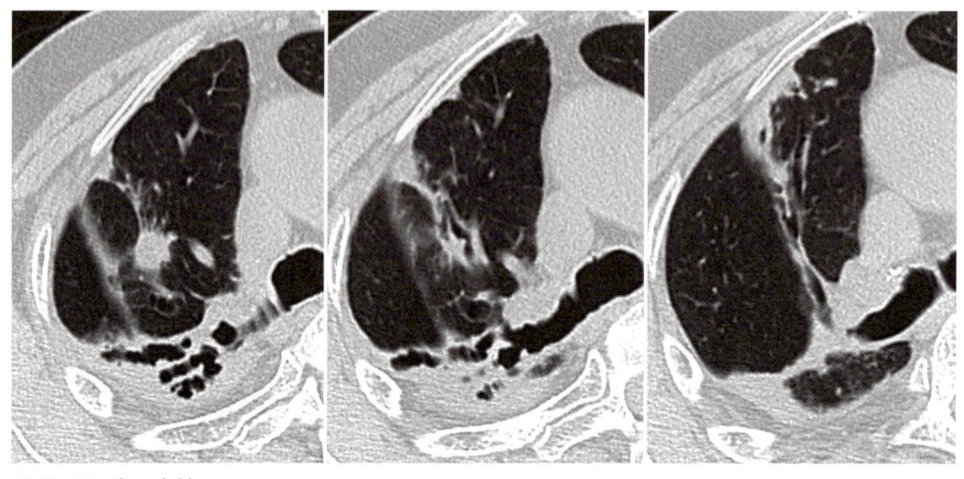

図 9 72 歳，女性

● 72 歳，女性（図 9）
　結核治療歴がある。
　右上葉 S^2 に広範な浸潤影と S^3 気管支周囲から胸膜下に広がる浸潤影を認める。S^3 の病変では丸い結節影が認められる。浸潤影は厚みがある。これは陳旧性としてよいのか？ 本症例は結核治療歴があるという情報はあるが参照できる画像がなく結節影も丸みのある病変で画像で

は結核後遺症画像と簡単に判断してはいけないと考えている。細菌学的検査で菌は同定されず結節影については肺癌も否定された。3カ月後画像では変化はなく現段階では非活動性病変となるが経過観察中である。

おわりに

結核感染症における画像診断の大きな役割は陳旧性病変としてよいのか疑問がある病変を記載し、この病変が臨床的に活動性か非活動性なのか、あるいは腫瘍が発症していないのか評価される機会を得るようにすることにあると考えている。結核感染症では一時点での画像のみで判断が難しいと思っている。以前の画像と比較し画像的，臨床的な経過をしっかり把握し読影にあたることが画像的な判断，病変の見落としを減らす重要な姿勢だと思う。

鑑別診断のポイント

1. 画像で結核の活動性，非活動性の評価をすることは難しい。
2. 2次性結核において，小葉中心性結節影を認める場合は活動性病変と考えられる。このため画像で病変の分布を正確に評価することが重要となる。また経過観察時に病変に変化がなかったとしても陳旧性病変と判断してはいけない。
3. 結核腫を疑う孤立性結節影の場合，宿主免疫低下によって活動性に転じる場合があり一時点で非活動性病変であるとはいえない。必ず経過観察を行い病変の大きさ，形状の変化を注意深く観察し評価する必要がある。
4. 石灰化を認める病変の多くは硬化反応期病変となっており陳旧性病変であるが，石灰化は厳密には壊死部治癒過程で生じるため必ずしも非活動性病変とはいえない。経過病変の形状，大きさの変化の有無を評価する必要がある。

【文献】
1) 厚生労働省健康局結核感染症課長通知．活動性分類等について（健感発 0128 第 1 号）．
2) 岩崎龍郎．結核の病理（復刻版）．東京：結核予防会，1976．
3) 尾形英雄．肺結核の CT 画像と病理所見．結核 2009；84：559-68．
4) 中田 肇，伊藤春海，編著．胸部の CT 第 3 版．東京：秀潤社，2001：270-2．

9 特発性肺線維症 vs. 2次性間質性肺炎

審良 正則

はじめに

特発性肺線維症（idiopathic pulmonary fibrosis：IPF）を膠原病肺や慢性過敏性肺炎などの2次性間質性肺炎と鑑別することは臨床上常に問題となる。2次性間質性肺炎の病理組織所見は特発性の間質性肺炎と類似した所見をとり得る。IPFは膠原病肺や慢性過敏性肺炎と画像上，特に高分解能CT（high-resolution CT：HRCT）上の違いがみられるが，特発性間質性肺炎をHRCT診断で正確には診断することはできない。特発性であるかどうかは臨床的に原因のある間質性肺炎がすべて除外されていることが必要である。したがって特発性間質性肺炎の診断には臨床画像病理の合意による総合診断が重要となる。HRCTにおける慢性経過のIPFと膠原病肺および慢性過敏性肺炎の鑑別の要点を述べる。

IPF/UIPと2次性UIPパターンの鑑別

画像所見や病理所見で通常型間質性肺炎（usual interstitial pneumonia：UIP）ないしUIPパターンという場合はIPF/UIPであるのかどうかが問題である。UIPパターンを示す2次性間質性肺炎を除外することが重要である。UIPパターンを示す膠原病肺か慢性過敏性肺炎かを臨床画像病理を含めて考える必要がある。2011年のAmerican Thoracic Society, European Respiratory Society, Japanese Respiratory Society, Latin American Thoracic Association（ATS/ERS/JRS/ALAT）の新ガイドライン[1]では病理診断がUIPでもHRCT所見がinconsistentであればpossible IPFとしか診断されない。現在ではIPFの診断は病理診断がゴールド・スタンダードでなく臨床画像病理の合議による診断がゴールド・スタンダードと考えられる。

IPFの画像診断

IPFの診断に蜂巣肺所見は極めて重要である。IPFの約半分が非典型的なHRCT像を呈するが，IPFに典型的なHRCT所見の場合の診断的中率は極めて高い[2]。IPFの典型的なHRCT所見は両側下肺野末梢優位の網状影ないし蜂巣肺で，2011年のATS/ERS/JRS/ALATのガイドライン[1]では両側下肺野末梢優位の蜂巣肺に加えて広範な粒状影や広範なすりガラス影，エアー・トラッピングなどの所見がみられないことが画像診断でのdefiniteと定義されている（図1）。Definite IPF/UIPと診断するためには蜂巣肺が必須で，蜂巣肺が認められない場合はpossible UIPとなる（図2）。この場合でもIPF/UIP

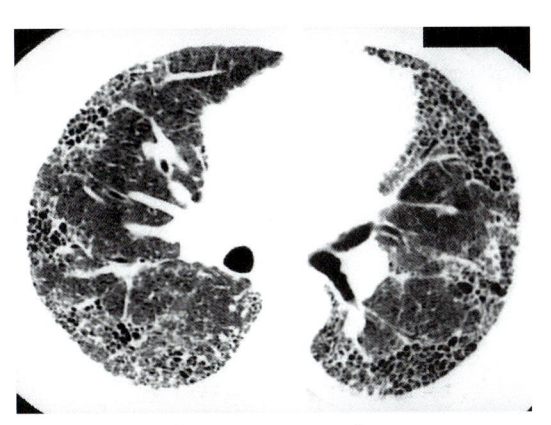

図1 蜂巣肺を伴うIPFのHRCT像
両肺野胸膜下に蜂巣肺が認められる。

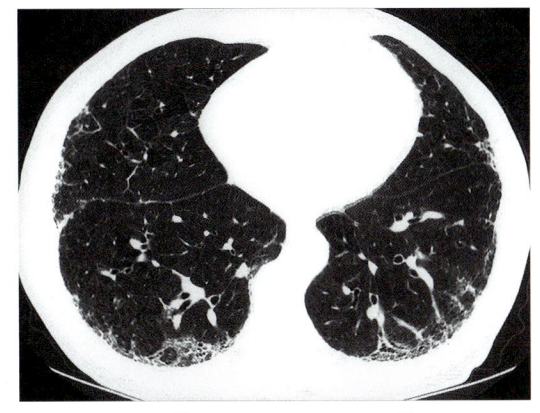

図2 蜂巣肺を伴わないIPFのHRCT像
両肺野胸膜下にすりガラス影を伴う網状影が認められる。牽引性気管支拡張像が認められるが，蜂巣肺は認められない。

にinconsistentな所見（上中肺野優位の分布，気管支血管束周囲優位の分布，広範なすりガラス影，多数の微細粒状影，両側性多発性の孤立性囊胞の散在，両側性3葉以上にみられるモザイクパターン/エアー・トラッピング，区域ないし葉に及ぶ浸潤影コンソリデーション）がないことが必要である[1]。このIPF/UIPにinconsistentな7つの所見はUIPパターンを示すほかの疾患を鑑別するのに有用な所見である。IPFの診断において画像での蜂巣肺の診断は極めて重要な位置を占めているが，専門家間での蜂巣肺の診断の一致率は低いことが示されている[3]。牽引性気管支拡張の集合像が蜂巣肺と間違われやすいので注意が必要である（図3）。肺気腫に浸潤影やすりガラス影が混在する場合も蜂巣肺と似た像を呈することがある[4]（図4）。

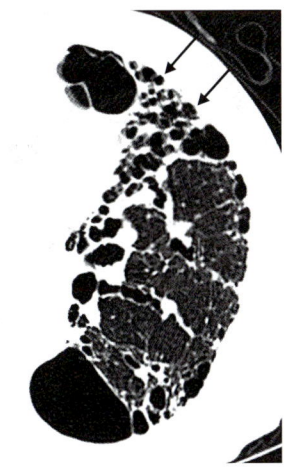

図3 蜂巣肺と似た像を呈する牽引性気管支拡張像HRCT
牽引性気管支拡張どうしが互いに接して蜂巣肺様にみえる（→）。

膠原病肺の画像診断

膠原病の中で肺野病変を伴いやすいものは関節リウマチ，強皮症（systemic sclerosis：SSc），全身性エリテマトーデス（systemic lupus erythematosus：SLE），多発性筋炎・皮膚筋炎（polymyositis/dermatomyositis：PM/DM），シェーグレン症候群（Sjögren syndrome），混合性結合組織病である。多発性筋炎・皮膚筋炎，関節リウマチ，強皮症などでは肺病変先行型膠原病肺が存在し，特発性間質性肺炎との鑑別が問題となる。膠原病合併間質性肺炎の病理組織学的所見は多彩で，UIP，非特異性間質性肺炎

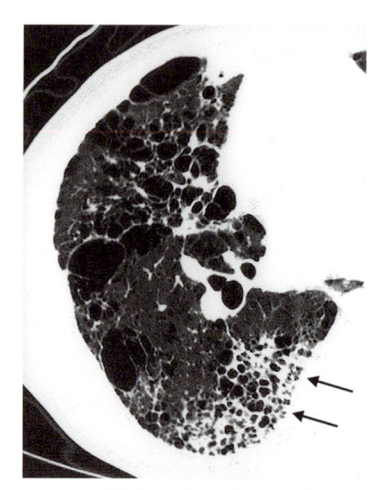

図4 蜂巣肺と似た像を呈する浸潤影を伴う肺気腫 HRCT
気腫嚢胞周囲に浸潤影が認められる。一部で蜂巣肺様にみえる（→）。

（nonspecific interstitial pneumonia：NSIP），特発性器質化肺炎（cryptogenic organizing pneumonia：COP），びまん性肺胞傷害（diffuse alveolar damage：DAD），リンパ球性間質性肺炎（lymphocytic interstitial pneumonia：LIP）などが含まれる。特に NSIP パターンがよく認められる[5]。多彩な病理組織学的所見に対応して画像所見も多彩である。UIP パターンを呈するものは IPF/UIP と同様の画像を示す。UIP パターンの膠原病肺の場合，IPF/UIP よりすりガラス影が多くみられ，小葉中心粒状影様の粒状影がみられることもある。IPF/UIP のような典型的な蜂巣肺はみられにくく，蜂巣肺も嚢胞のサイズが揃っているものが多いが，画像上での鑑別は困難である。膠原病肺ではいくつかのパターンの肺病変が混在するため，いくつかのパターンの画像所見が認められたときは膠原病肺が疑われる。胸膜や心膜病変，縦隔リンパ節腫大，食道拡張などの肺外病変の存在も膠原病肺の診断を支持する。

関節リウマチ

胸膜病変（胸膜肥厚，胸水）と気管支拡張などの気道病変がよく認められる。間質性肺炎は胸部 X 線写真上で約 5％程度に認められ，ほかの膠原病肺と異なり NSIP よりも UIP パターンが多くみられる[6]。上肺野優位の線維化がみられることもある[7]。Lee らの病理組織像の検討では，UIP が 56％，NSIP が 33％であったと報告している[8]。Tanaka らの HRCT による分類では，UIP パターンが 41％で，NSIP パターンが 30％にみられている[9]。関節リウマチでは 2 つ以上の異なった病理組織所見が認められることもある。

Akira らは関節リウマチ合併肺病変の HRCT 所見を解析し，網状影±蜂巣肺，小葉中心性粒状影±気管支拡張，浸潤影コンソリデーションの 3 パターンに分類している。網状影±蜂巣肺は UIP，小葉中心性粒状影±気管支拡張は閉塞性細気管支炎（bronchiolitis obliterans：BO）などの気道病変に，浸潤影コンソリデーションは COP や慢性好酸球性肺炎などに相当していたと報告している。また，経過中に網状影に新たに多発性すりガラス影が出現した場合は急性増悪を示していた[10]。Tanaka らは関節リウマチ関連肺疾患の CT を分析した結果，UIP，NSIP，bronchiolitis，COP の主に 4 パターンがみられ，UIP と NSIP パターンは重複がみられたと報告している[9]。

UIP パターンを示す関節リウマチ合併間質性肺炎では，IPF と類似した両肺野下肺野胸膜下優位に網状影，蜂巣肺が認められ，IPF との画像上の鑑別は困難である（図5）。NSIP パターンを示す関節リウマチ合併間質性肺炎では，特発性の NSIP と類似した両下肺野優位に牽引性気管支拡張像を伴う肺野高吸収域やすりガラス影が認められる（図6）。関節リウマチ合併間質

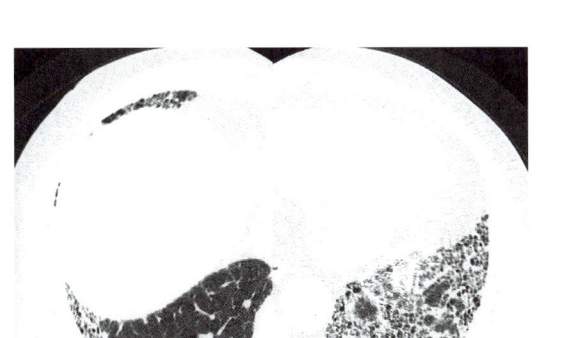

9 特発性肺線維症 vs. 2次性間質性肺炎

図5 UIPパターンの病理組織所見を呈した関節リウマチ合併間質性肺炎 69歳男性 HRCT
両下肺野胸膜下優位にすりガラス影が認められる。すりガラス影内に細かい嚢胞（蜂巣肺）が認められる。

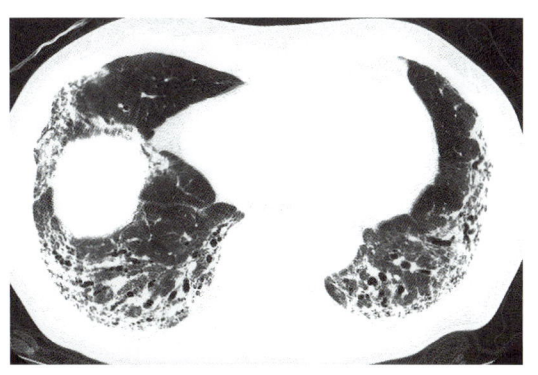

図6 NSIPパターンの病理組織所見を呈した関節リウマチ合併間質性肺炎 64歳女性 HRCT
両下肺野にすりガラス影と肺野高吸収域を伴う牽引性気管支拡張像が認められる。

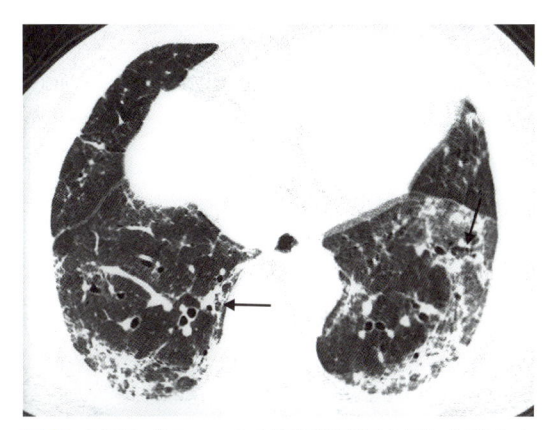

図7 NSIPパターンの病理組織所見を呈した強皮症合併間質性肺炎 71歳女性 HRCT
両下肺野胸膜下にすりガラス影と肺野高吸収域が認められる。牽引性気管支拡張像がみられる（→）。

性肺炎の場合，吸呼気CTで高頻度にエアー・トラッピング所見が認められる。

強皮症（SSc）

間質性肺炎はSScの約80％に起こる。間質性肺炎と肺高血圧症がSScの患者の予後に大きく関係している[11]。強皮症合併間質性肺炎ではNSIPが最も多い（図7）。UIPもしばしばみられる。強皮症の間質性肺炎は発病早期で進行が早く，数年後には進行が遅くなることが多い。病初期の浸潤影はすりガラス影や索状影に変化するが，肺容積の改善は乏しい。食道病変はSScの97％に観察されている[5]。HRCTでの経過観察では，すりガラス影は治療に抵抗性であることが示されている[12]。Launaryらは軽度の間質性陰影を伴う症例の5年間のHRCTの経過観察で約半数がすりガラス影から線維化や蜂巣肺へ進行したが，残りの半数は不変であったと報告している[13]。

Desaiらは強皮症合併間質性肺炎とIPF，NSIPのCT所見を比較し，強皮症合併間質性肺炎のCT所見はNSIPに類似しているが，IPFとは明らかに異なっていることを報告している[14]。NSIPパターンの間質性肺炎のHRCT所見は特発性のものと類似しているが，UIPパターンの間質性肺炎はIPFと類似し蜂巣肺を形成する（図8）。

全身性エリテマトーデス（SLE）

SLEでは胸膜病変の頻度が高い。胸水は30〜50％にみられる[5]。SLEの肺病変では急性と慢性のものがみられ，急性では肺出血，急性ループス肺炎，肺水腫などがある。慢性では間質性

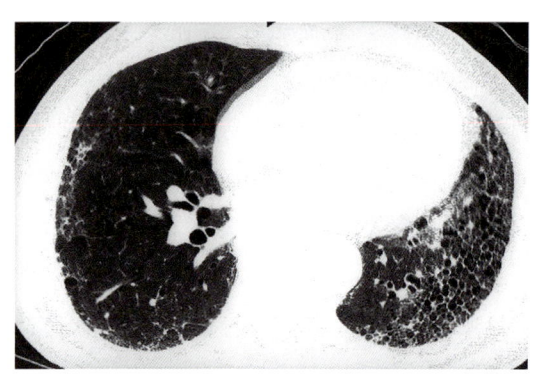

図8 UIPパターンの病理組織所見を呈した強皮症合併間質性肺炎 65歳男性 HRCT
両下肺野胸膜下優位に網状影が認められる。左下肺野に蜂巣肺がみられる。

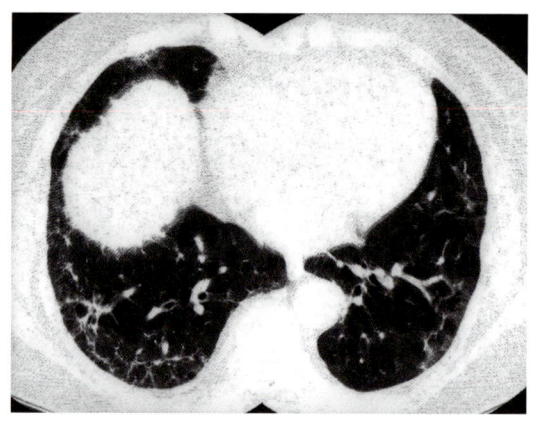

図9 SLE 69歳女性
両下肺野胸膜下に小葉間隔壁肥厚像，すりガラス影が認められる。

肺炎がみられる。病理組織学的検索ではUIPやNSIPのパターンの間質性肺炎が4%に認められている[15]。間質性肺炎の頻度は胸部単純X線写真では3%しかみられないが，HRCTでは30%程度に認められることが報告されている[16)17)]。SLEではHRCTで限局性の軽度の間質性変化が認められることが多く，蜂巣肺はまれである[17)]（図9）。

■ 多発性筋炎・皮膚筋炎（PM/DM）

PM/DMの肺野病変には，呼吸筋障害の結果として起こる換気障害と随伴する無気肺，咽頭筋の筋力低下の結果起こる誤嚥性肺炎，および間質性肺炎がある。間質性肺炎には急性の予後不良のタイプと慢性型がみられる。急性型は病理組織学的にDADであり，慢性型はNSIP，UIP，OPなどを示す[15)]。また，PM/DMの筋・皮膚病変の出現に先立って肺病変の先行する症例（肺野病変先駆型）も13～50%の頻度で認められ，特発性との鑑別が困難な場合もある[18)]。

PM/DMのCT所見は病理所見に応じて多彩である。慢性型のCT像には3つのパターンがみられる[19)]。両側下肺野で気管支血管束に沿う不規則な浸潤影コンソリデーションとすりガラ

ス影（病理組織学的にNSIPに相当），胸膜下の浸潤影コンソリデーション（病理組織学的にOPに相当），両下肺胸膜下優位のすりガラス影を伴う網状影（病理組織学的にUIPに相当）である。PM/DMではしばしばNSIPとOPの両方の病理所見が認められる。最も多いCT所見は両下肺野背側優位で肺容積の低下を伴い，「筋張った印象」を与える気管支血管束に沿う不規則な浸潤影コンソリデーションである（図10）。慢性型ではすりガラス影や浸潤影コンソリデーションは治療に反応して消失するが，肺容積の低下の改善は不良である。

■ シェーグレン症候群

原発性と2次性があり，2次性のシェーグレン症候群では膠原病肺，特に関節リウマチの合併が多い。シェーグレン症候群合併間質性肺疾患ではLIP，NSIP，UIP，COP，細気管支炎，びまん性アミロイドーシスなどがある。肺野病変ではLIPがよくみられる[15)]。Itoらの原発性シェーグレン症候群の肺組織の検討ではNSIPパターンが61%と高率であった[20)]。ParambilらのreportではNSIPとOPが最もよくみられ，UIP

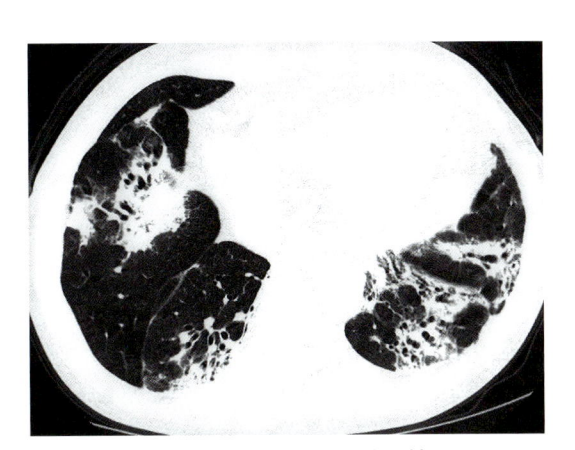

図10　NSIPパターンのDM 66歳女性
両下肺野に「筋張った印象」を与える気管支血管束に沿う不規則な浸潤影コンソリデーションが認められる。浸潤影内に牽引性気管支拡張像がみられる。

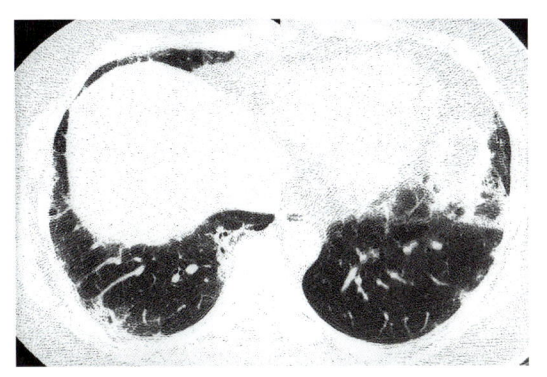

図11　病理組織所見上NSIPとOPパターンを呈したシェーグレン症候群44歳女性
両下肺野胸膜下に浸潤影，すりガラス影，結節状の肺野高吸収域が認められる。

とLIPはまれであった[21]。

LIPでは，HRCT上すりガラス影と小葉中心性粒状影が認められ，囊胞が高頻度にみられる。シェーグレン症候群では囊胞はアミロイドーシスに関連してみられることもある。NSIPパターンのHRCT所見は特発性のものと同じである（図11）。

慢性過敏性肺炎の画像診断

慢性過敏性肺炎の病型には再燃症状軽減型（recurrent type）と潜在発症型（insidious type）がある。慢性過敏性肺炎の病理組織像ではUIPパターンやfibrotic NSIPパターンの線維化所見が認められる。再燃症状軽減型では再燃時に小葉中心性粒状影がみられることが多い。潜在発症型は特発性のものと類似し小葉中心性粒状影が認められないこともある。慢性過敏性肺炎の典型的な画像所見は線維化を示唆する牽引性気管支拡張像や網状影，蜂巣肺が上肺野優位に認められる。しばしば小葉中心性粒状影が上肺野優位に認められる（図12）。HRCTでは上肺野優位より上肺野から下肺野まで胸膜下に優位差なしに不均等に分布しているものが多い[22]。また，慢性過敏性肺炎ではモザイクパターン／エアー・トラッピングと囊胞がよく認められる。モザイクパターンは呼気CTでより明瞭となる。

病理組織上でNSIPパターンの線維化を呈する慢性過敏性肺炎のHRCT所見は特発性のNSIPと類似している（図13）が，胸膜直下病変欠如はあまりみられず，小葉中心性粒状影，モザイクパターン，囊胞が高頻度に認められる。また，上述したように病変の分布が異なっている。病理組織上でUIPパターンを呈する慢性過敏性肺炎のHRCT像はIPFと類似している（図14）が，IPFよりすりガラス影が広くみられ，小葉中心性粒状影，結節，および囊胞が高頻度に認められる。UIPパターンを呈する慢性過敏性肺炎でも上肺野優位ないし優位差なしに病変が分布しているものが多い。われわれの検討ではUIPパターンとNSIPパターンの線維化を示す慢性過敏性肺炎のHRCT所見には差がみられた。Fibrotic NSIPパターンの慢性過敏性肺炎では病変の拡がり，すりガラス影の拡がりが広く，小葉中心性粒状影とモザイクパターンが高頻度に認められた。UIPパターンの慢性過敏性肺炎では蜂巣肺の拡がり，線維化の粗さス

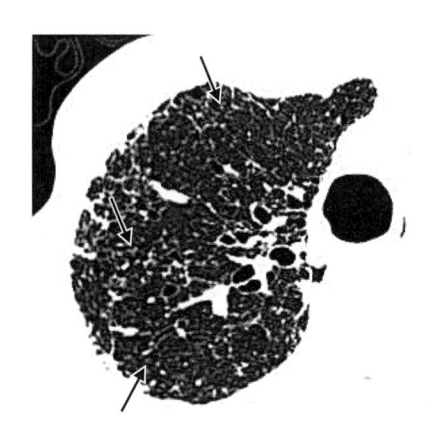

図12 慢性過敏性肺炎のHRCT
小葉間隔壁肥厚像と混じって小葉中心性粒状影が認められる（→）。

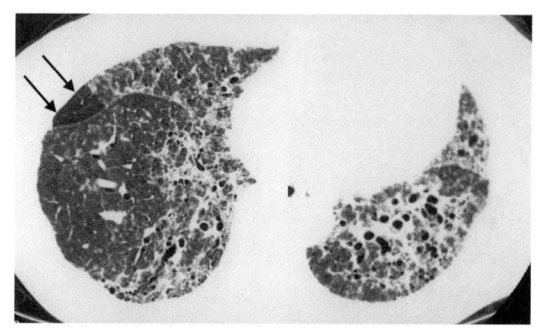

図13 NSIPパターンの病理組織所見を呈した慢性過敏性肺炎のHRCT
肺野にびまん性に小葉中心性粒状影，小葉間隔壁肥厚像，斑状のすりガラス影，牽引性気管支拡張像が認められる。汎小葉性の低吸収域（エアー・トラッピングを示唆する所見）がみられる（→）。

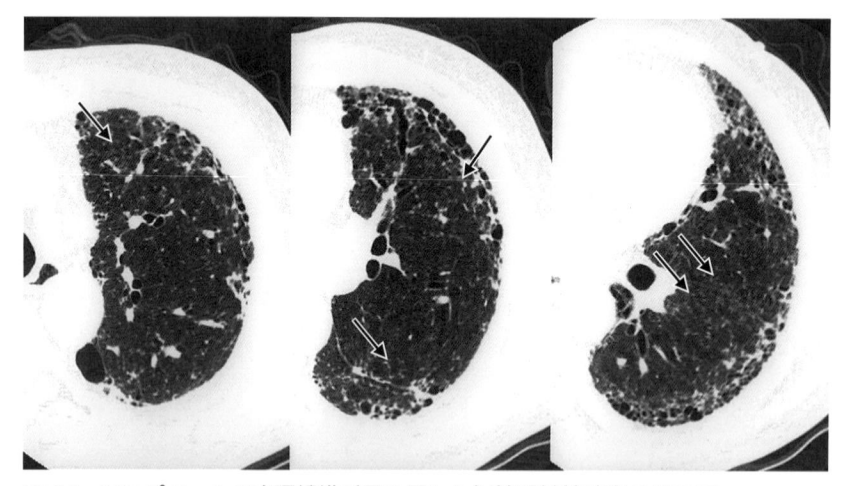

図14 UIPパターンの病理組織所見を呈した慢性過敏性肺炎のHRCT
上肺野から下肺野まで胸膜下に不規則に蜂巣肺が認められる。小葉中心性粒状影が散在している（→）。

コアが高く，末梢優位の分布がよく認められた。Fibrotic NSIPパターンの慢性過敏性肺炎の85％に小葉中心性粒状影が認められたが，UIPパターンの慢性過敏性肺炎では小葉中心性粒状影は47％であった。Silvaらは慢性過敏性肺炎とIPF，NSIPのHRCT所見を比較して，NSIPを慢性過敏性肺炎と鑑別するのに有用な所見は胸膜直下の病変欠如およびモザイクパターンと蜂巣肺が認められないことであった。IPFを慢性過敏性肺炎と鑑別するのに有用な所見は肺底部優位の蜂巣肺の存在およびモザイクパターンと小葉中心性粒状影が認められないことを挙げている[22]。

おわりに

IPFにおいて病理診断でさえ特発性であるかどうかを正確には診断することはできない。特

発性であるかどうかは臨床的に原因のある間質性肺炎がすべて除外されていることが必要である。IPF と 2 次性の IP との鑑別には HRCT 所見は有用であるが，両者の画像所見は共通しており，十分に臨床情報を考慮して診断する必要がある。はじめにも述べたように臨床画像病理の合意による総合診断が重要である。

鑑別診断のポイント

1. 特発性間質性肺炎の診断には臨床画像病理の合意による総合診断が重要となる。特発性であるかどうかは臨床的に原因のある間質性肺炎がすべて除外されていることが必要である。

2. 画像診断で definite IPF/UIP と診断するためには蜂巣肺が必須である。また，2011 年の ATS/ERS/JRS/ALAT のガイドラインの inconsistent な所見（上中肺野優位の分布，気管支血管束周囲優位の分布，広範なすりガラス影，多数の微細粒状影，両側性多発性の孤立性嚢胞の散在，両側性 3 葉以上にみられるモザイクパターン/エアー・トラッピング，区域ないし葉に及ぶ浸潤影コンソリデーション）がないことが必要である。

3. UIP パターンを呈する膠原病肺は IPF/UIP と同様の画像を示す。膠原病肺ではいくつかのパターンの肺病変が混在するためいくつかのパターンの画像所見が認められたときは膠原病肺が疑われる。胸膜や心膜病変，縦隔リンパ節腫大，食道拡張などの肺外病変の存在も膠原病肺の診断を支持する。

4. 慢性過敏性肺炎では病理組織像で UIP パターンや fibrotic NSIP パターンの線維化所見が認められ，画像所見も UIP や fibrotic NSIP に類似している。慢性過敏性肺炎では上肺野優位か上肺野から下肺野まで優位差なしに分布しているものが多い。慢性過敏性肺炎でしばしば認められる小葉中心性粒状影，モザイクパターン/エアー・トラッピング所見，嚢胞が鑑別に有用である。

【文 献】

1) An official ATS/ERS/JRS/ALAT statement：idiopathic pulmonary fibrosis：evidence-based guidelines for diagnosis and management. Am J Respir Crit Care Med 2011；183：788-824.
2) Hunninghake GW, Zimmerman MB, Schwartz DA, et al. Utility of a lung biopsy for the diagnosis of idiopathic pulmonary fibrosis. Am J Respir Crit Care Med 2001；164：193-6.
3) Watadani T, Sakai F, Johkoh T, et al. Interobserver variability in the CT assessment of honeycombing in the lungs. Radiology 2013；266：936-44.
4) Akira M, Inoue Y, Kitaichi M, et al. Usual interstitial pneumonia and nonspecific interstitial pneumonia with and without concurrent emphysema：thin-section CT findings. Radiology 2009；251：271-9.
5) Capobianco J, Grimberg A, Thompson BM, et al. Thoracic manifestations of collagen vascular diseases. Radiographics 2012；32：33-50.
6) Kim EJ, Collard HR, King TE Jr. Rheumatoid arthritis-associated interstitial lung disease：the relevance of histopathologic and radiographic pattern. Chest 2009；136：1397-405.
7) McCann BG, Hart GJ, Stokes TC, et al. Obliterative bronchiolitis and upper-zone pulmonary consolidation in rheumatoid arthritis. Thorax 1983；38：73-4.

8) Lee HK, Kim DS, Yoo B, et al. Histopathologic pattern and clinical features of rheumatoid arthritis-associated interstitial lung disease. Chest 2005 ; 127 : 2019-27.
9) Tanaka N, Kim JS, Newell JD, et al. Rheumatoid arthritis-related lung diseases : CT findings. Radiology 2004 ; 232 : 81-91.
10) Akira M, Sakatani M, Hara H. Thin-section CT findings in rheumatoid arthritis-associated lung disease : CT patterns and their courses. J Comput Assist Tomogr 1999 ; 23 : 941-8.
11) Strollo D, Goldin J. Imaging lung disease in systemic sclerosis. Curr Rheumatol Rep 2010 ; 12 : 156-61.
12) Shah RM, Jimenez S, Wechsler R. Significance of ground-glass opacity on HRCT in long-term follow-up of patients with systemic sclerosis. J Thorac Imaging 2007 ; 22 : 120-4.
13) Launary D, Remy-Jardin M, Michon-Pasturel U, et al. High resolution computed tomography in fibrosing alveolitis associated with systemic sclerosis. J Rheumatol 2006 ; 33 : 1789-801.
14) Desai SR, Veeraraghavan S, Hansell DM, et al. CT features of lung disease in patients with systemic sclerosis : comparison with idiopathic pulmonary fibrosis and nonspecific interstitial pneumonia. Radiology 2004 ; 232 : 560-7.
15) Kim EA, Lee KS, Johkoh T, et al. Interstitial lung diseases associated with collagen vascular diseases : radiologic and histopathologic findings. Radiographics 2002 ; 22 : S151-65.
16) Bankier AA, Kiener HP, Wiesmayr MN, et al. Discrete lung involvement in systemic lupus erythematosus : CT assessment. Radiology 1995 ; 196 : 835-40.
17) Fenlon HM, Doran M, Sant SM, et al. High resolution CT in systemic lupus erythematosus. Am J Roentgenol 1996 ; 166 : 301-7.
18) Yang Y, Fujita J, Tokuda M, et al. Chronological evaluation of the onset of histologically confirmed interstitial pneumonia associated with polymyositis/dermatomyositis. Intern Med 2002 ; 41 : 1135-41.
19) Akira M, Hara H, Sakatani M. Interstitial lung disease in association with polymyositis-dermatomyositis : long term follow up CT evaluation in seven patients. Radiology 1999 ; 210 : 333-8.
20) Ito I, Nagai S, Kitaichi M, et al. Pulmonary manifestations of primary Sjögren's syndrome : a clinical, radiologic, and pathologic study. Am J Respir Crit Care Med 2005 ; 171 : 632-8.
21) Parambil JG, Myers JL, Lindell RM, et al. Interstitial lung disease in primary Sjögren syndrome. Chest 2006 ; 130 : 1489-95.
22) Silva CIS, Müller NL, Lynch DA, et al. Chronic hypersensitivity pneumonitis : differentiation from idiopathic pulmonary fibrosis and nonspecific interstitial pneumonia by using thin-section CT. Radiology 2008 ; 246 : 288-97.

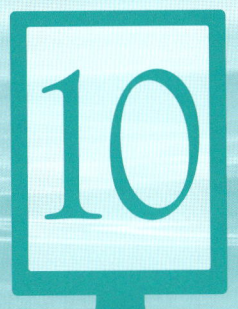

10 IPF/UIP vs. それとも NSIP？

野間 恵之　　田口 善夫　　小橋 陽一郎

はじめに

特発性間質性肺炎（idiopathic interstitial pneumonias：IIPs）の分類は1970年代のLiebowに始まり，2002年のAmerican Thoracic Society/European Respiratory Society（ATS/ERS）コンセンサスステートメントでidiopathic pulmonary fibrosis/usual interstitial pneumonia（IPF/UIP），nonspecific interstitial pneumonia（NSIP），cryptogenic organizing pneumonia（COP），acute interstitial pneumonia（AIP），desquamative interstitial pneumonia（DIP），respiratory bronchiolitis-associated interstitial lung disease（RB-ILD）と lymphocytic interstitial pneumonia（LIP）の7型に分類され現在に至っている[1]。

しかしながら，急性の発症形式を示すAIPはほかとは容易に区別されるし，濃い浸潤影を中心とするCOPもほかの間質性肺炎とは鑑別は容易でどちらかというと一般の細菌性肺炎との鑑別の方が問題となる。一方，DIPは独立した画像形態はあるものの頻度が極めて低いまれな疾患であるし，LIPは間質性肺炎の形態を示すリンパ増殖性疾患と捉える方が正しい。またRB-ILDは病理学的にDIPとの鑑別の中で出現してきたタバコ肺で，禁煙によって改善するのでなぜ特発性の間質性肺炎の分類の中に入っているのか不思議である。こういう風にみてくると，IIPsの画像の読影の最も重要な部分は，IPF/UIPとNSIPを読み分けることに集約される。そこで本稿では，IPF/UIPとNSIPを読み分けるポイントを簡単にまとめてみたい。

特発性の考え方

特発性とは「原因がよくわからない」という意味であることは周知の事実である。しかしながら，Liebowの時代と現代ではその捉え方は同じではない。Liebowの分類[2]は剖検肺の病理所見をもとに成り立っていること，当時は膠原病を原因不明として捉えていたことを知っておく必要がある。

われわれは基本的には「原因不明」の疾患というものはなく，何らかの原因が必ず存在すると考えているので，間質性肺炎をみた場合に背景に原因となるような特徴的な所見がないかを探す。現在われわれが原因として理解している背景は膠原病，鳥飼病に代表される過敏性肺炎，薬剤と，アスベストに代表されるじん肺のある種のもの，それと頻度は低いがHermansky-Pudluck Syndrome（HPS）を代表とする家族性もしくは遺伝性のものである[3]。

ご存知のように膠原病には関節リウマチ，多発筋炎・皮膚筋炎，強皮症やシェーグレン症候群など多くの個別の病態があり，病理学的にも

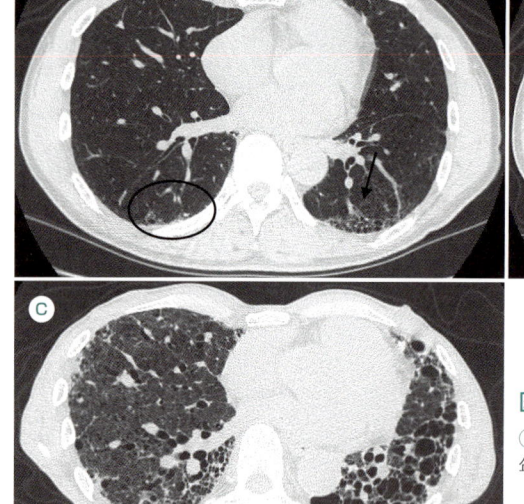

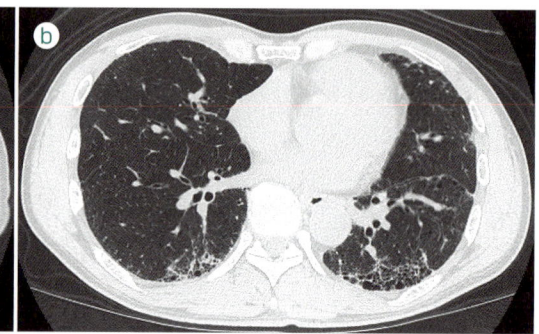

図1 IPF/UIP の HRCT の自然経過
ⓐ2006年のHRCT像，ⓑ2009年のHRCT像，ⓒ2012年のHRCT像。
左下葉背側の囊胞性変化（→），右下葉背側の微細粒状影（○囲み）が次第に囊胞となり広がっていく様子がわかる。

その所見の多彩さが特徴といわれるように画像にも多くのバリエーションがあるが，これらの疾患の間質性肺炎の画像診断に関してはIPF/UIPの末梢優位に対して気道周囲間質を中心としたバリエーションが展開される。これらの病理所見はNSIPに合致するものであり，実際ガイドラインの作成時に特発性のNSIPを探したが当院の症例には適切なものがなく，仕方がないので後に膠原病が確立したが，胸腔鏡下肺生検（video-assisted thoracic surgery：VATS）時点で原因が特定できなかった肺病変先行型の症例をNSIPの例として用いた経緯もある[4]。

IPF/UIP と NSIP

先にも触れたが，IPF/UIPとNSIPを区別するための最大のポイントは空間的な所見の広がりと，時間的な所見の幅を時相として捉えて，それらの不均一なIPF/UIPに対して，一致しているNSIPを読み取る点とまとめることができる。別の言い方をすると，正常の胸膜直下，つまり最も末梢部に突然時相が最も進んでいると理解される蜂巣肺が唐突に現われるIPF/UIPに対して，気道周囲間質を中心とした病変の場を示すNSIPを読み分ける点とまとめることもできる。

原因のある間質性肺炎に共通していえることは，肺を攻撃する要素がある場合，肺の中に出現してくる所見は相同性をもって現われる。つまり，肺の中での反応は両側びまん性である。じん肺では両側の上葉が優位な分布を示したり，誤嚥では両側の中下肺野が所見の場となるのと同様，膠原病では両側下肺野背側が優位になるといった具合である。

これに対してIPF/UIPはどうかというと，その自然史を追った症例を検討すると（図1），下肺野が主体であるが，肺野の末梢に微細な粒状影が出現し，その部分から蜂巣肺が突然現われることが多い。つまり，周囲の正常肺の中に線維化が最も進行している蜂巣肺が出てくるのである[5]。

このように画像経過からみると，IPF/UIPは

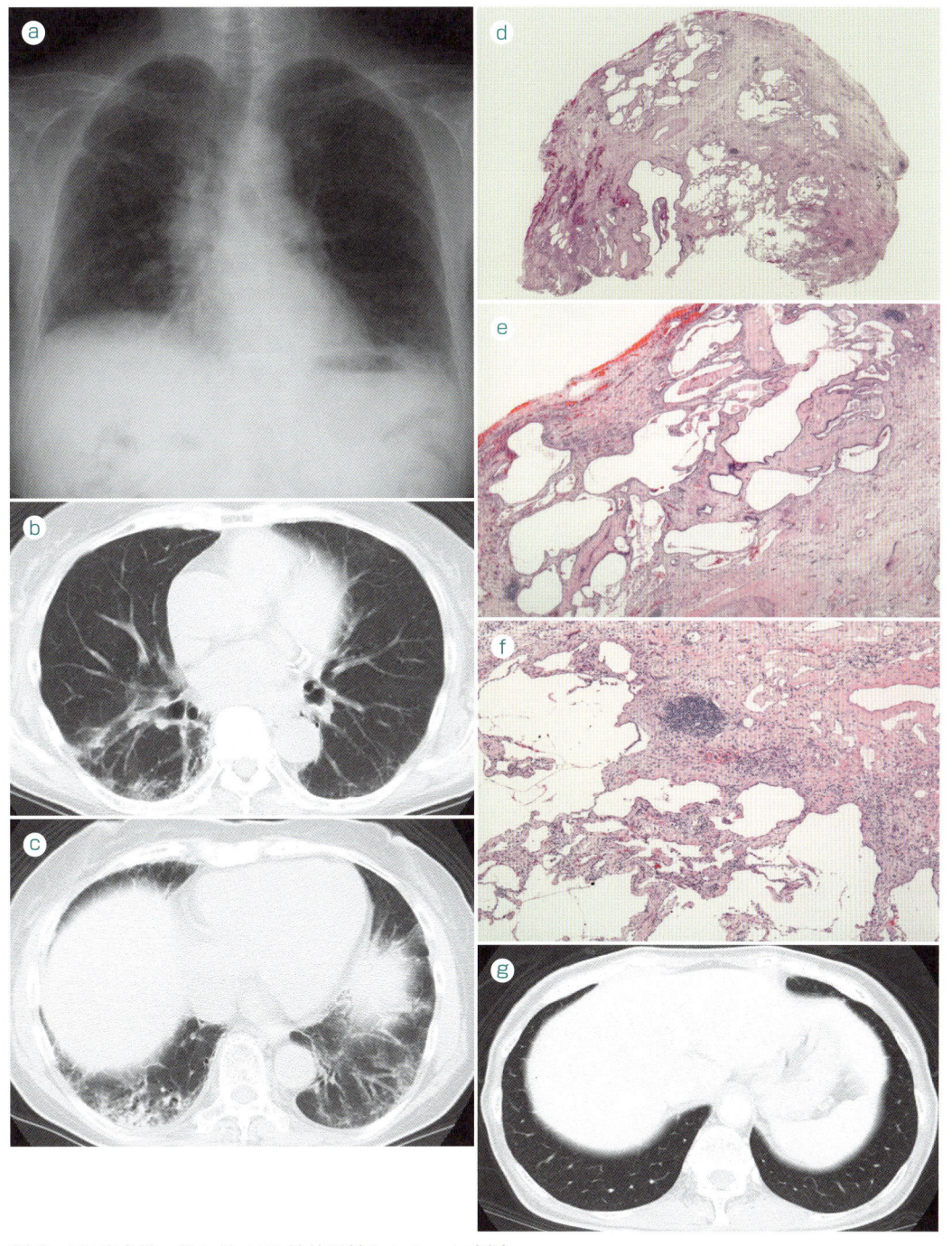

図2 75歳女性:後に抗ARS抗体陽性とわかった症例
ⓐVATS時のX線写真:両側下肺野に陰影を認める。
ⓑ, ⓒVATS時のHRCT:気道周囲間質に時相のそろった所見を認める。
ⓓVATS時の病理所見(H.E., ルーペ像):間質の線維化を認める。
ⓔVATS時の病理所見(H.E., E弱拡大):顕微鏡的蜂巣肺を認める。
ⓕVATS時の病理所見(H.E., E弱拡大):fibroblastic fociを認める。
ⓖ1年前のHRCT像:異常所見はない。

炎症の最終結果として線維化が起こってくるのではなく，はじめから線維化なのである。この点がIPF/UIPとNSIP的な多くの原因のある間質性肺炎との重要な鑑別点である。

RAにみるUIPという表現は正しいか?

一般に関節リウマチ（rheumatoid arthritis：RA）でみられるUIPパターンという表現があるが，われわれはこういった症例は当然ながらUIP（原因不明）ではなくRA lungと考える。2002年のコンセンサスステートメント以降CRP diagnosisが重要といわれ続けているが，実際には依然として病理診断に軸足があることも事実である。ここで実際の症例を通して考えてみたい。図2に示すのは労作時呼吸困難を主訴として来院し，VATSの行われた例である。病理では多くの病理医がUIPと判断される所見を有している。しかしながら，偶然にも1年前に撮られたCTがあって当時は異常所見のないこと，VATS時の画像は皮膚筋炎によくみられる気道周囲間質に親和性のある時相の一致した間質性肺炎で蜂巣肺のないことから，われわれは膠原病に準じた治療を行うこととして経過を追っている途中であるが，後に保存血清から抗ARS抗体が陽性であることが証明された症例である。この例が示すように病理診断は，その採取された標本の一部分が示されるのみで，その情報を加味して，最終診断は臨床，画像と総合して行われなければならない。

まとめ

間質性肺炎は比較的まれな疾患群で，多くの未解決の症例を含んでいる。したがって，すべてをたった7型に分類するのは不可能であり，臨床，画像，病理を総合しで検討した後にきちんとした概念に合うもののみ，そう診断し，わからないものはわからないとして「その他」の中に収め，後の検討を待つ姿勢が必要と考える。

鑑別診断のポイント

1. 間質性肺炎を読み解くポイントは所見の均一さである。
2. 肺を攻撃する原因のある場合，肺に現れる所見は，びまん性であり，相同性を持って広がる。
3. これに対して予後の悪い線維化病変であるIPF/UIPは所見が出現する最初の段階から，所見の最も進んだ蜂巣肺が健常肺の中に突然出現してくる。
4. IPF/UIPとNSIPの鑑別は所見の広がり（出現の仕方）と時相の均一さ，不均一さを読み取ることである。
5. このためには所見の軽い部分で，その所見の本質を見抜くことであり，蜂巣肺の理解が重要となる。

【文 献】

1) American Thoracic Society/European Respiratory Society International Multidisciplinary Consensus Classification of the Idiopathic Interstitial Pneumonias. Am J Respir Crit Care Med 2002；165：277-304.
2) Liebow AA. New concepts and entities in pulmonary diseases. In：Liebow AA, Smith DE, editors. The Lung. Baltimore：Williams & Wilkins, 1967：322-65.
3) 野間恵之, 編. 特発性間質性肺炎：特発性と診断する前に. 東京：秀潤社, 2004.
4) 日本呼吸器学会びまん性肺疾患診断・治療ガイドライン作成委員会, 編. 特発性間質性肺炎診断と治療の手引き. 東京：南江堂, 2004：40-4.
5) 日本呼吸器学会びまん性肺疾患診断・治療ガイドライン作成委員会, 編. 特発性間質性肺炎診断と治療の手引き. 東京：南江堂, 2004：29-40.

11 急性経過の間質性肺炎 vs. 感染症

澄川 裕充

はじめに

急性に経過する肺病変の中でも，間質性肺炎と感染症は臨床上その診断は重要である。日常の臨床でもCTでその鑑別を求められることが多いが，診断に迷う症例は多い。本稿ではその診断の助けとなるような急性の間質性肺炎と感染症のCT所見の相違点を述べる。

CTでの鑑別の意義

急性に経過する肺病変は非常に多彩であり，さまざまな疾患が挙げられる。間質性肺炎や感染症のほかに，好酸球性肺炎や薬剤性肺炎，肺出血，肺水腫，肺梗塞などさまざまな疾患がある。本稿はこの中でも急性経過の間質性肺炎と感染症の鑑別について取り上げる。急性経過の間質性肺炎としては特発性として急性間質性肺炎（acute interstitial pneumonia：AIP），特発性器質化肺炎（cryptogenic organizing pneumonia：COP），慢性間質性肺炎の急性増悪，また続発性の間質性肺炎として急性呼吸窮迫症候群（acute respiratory distress syndrome：ARDS）が挙げられる。感染症はさらに多彩で細菌性やウイルス性肺炎，マイコプラズマ肺炎，結核などの抗酸菌，各種真菌，ニューモシスチス肺炎（Pneumocystis pneumonia：PCP）などさまざまな疾患が挙げられる。この両者を診断するには呼吸機能検査や血液検査，気管支鏡や胸腔鏡下肺生検などさまざまな検査があるが，CTはその中でも侵襲が低く，かつ診断に重要な役割を示す。しかしながら，両者のCT所見はオーバーラップする点も多く，日常臨床で診断に苦慮することも珍しくない。急性の間質性肺炎と感染症を直接比較した論文は少ないが，免疫正常者の90症例での検討では感染症と非感染性疾患の正診率は90％と高い値を示している[1]。この研究は感染症や急性間質性肺炎のほかに過敏性肺臓炎や肺出血などのほかの疾患も含まれているが，AIPの診断率は90％と高く，細菌性肺炎は60％，マイコプラズマ肺炎は69％とやや低くなっている。限られた疾患群での読影実験のため，実際の臨床ではもう少し診断率が低くなると思われるが，AIPと感染症の鑑別という点ではCTは非常に有用だということを示している。本稿では急性の間質性肺炎と感染症のCTでの相違について述べていくが，感染症はその種類もCT所見も多岐に渡るため，間質性肺炎を主体として感染症との相違点について論じていくことにする。

CT所見

　急性経過の間質性肺炎と感染症がCT上鑑別できる場合も困難な場合もあるのは，両者で共通する所見・鑑別点となる所見が存在するからである。そのうち共通するCT所見で最も頻繁で広範に認められる所見は両側のすりガラス状陰影である（図1）[1]。分布としてはびまん性もしくはランダム性の分布を示す。急性の間質性肺炎ではいずれもこの所見が主体となることが多い。ほかに特異的な所見や分布があれば鑑別することができるが，そうでない場合，間質性肺炎・感染症の鑑別は非常に困難になる。

　また，間質性肺炎と感染症が併発している場合もあるので，CTでの診断時にはそのことも頭に入れておかなければならない。例えば，慢性の間質性肺炎に広範にすりガラス状陰影や浸潤影が出現した場合，急性増悪か肺炎かの鑑別が問題となる（図2）。また，感染症が契機でARDSを発症する例もある。この場合は感染症と間質性肺炎の鑑別というより，間質性肺炎の原因が感染症かそうでないかという診断になる。ARDSはその成因により直接肺損傷か間接肺損傷かに分けられるが，肺炎は直接肺損傷によるARDSの原因の一つである。CTはARDSが直接損傷か間接損傷かの鑑別に有用とされている。直接損傷では左右非対称で浸潤影とすりガラス状陰影が混在する傾向にあり，一方で間接損傷では左右対称性のすりガラス状陰影となることが多かったと報告されている（図3）[2]。

　一方で，急性の間質性肺炎と感染症の鑑別点として，小葉中心性粒状影・分岐状陰影や区域性の分布がある。以下におのおのについて説明する。

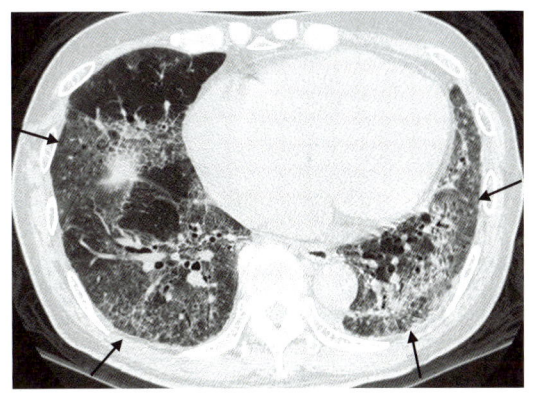

図1　75歳，男性：急性間質性肺炎
両側肺野胸膜下優位に網状影やすりガラス状陰影を認める（→）。

小葉中心性粒状影，小葉中心性分岐状陰影

　小葉中心部は終末細気管支から第1次呼吸細気管支周囲の肺胞領域を指し，この小葉中心部に粒状病変を形成したものを小葉中心性粒状影と言う。また，小葉中心部を走行する気管支血管束が腫大したものを小葉中心性分岐状陰影と言う。いずれも気道に病変があるときにみられる所見である。このため小葉中心性粒状影，小葉中心性分岐状陰影がみられた場合，間質性肺炎は否定的で，感染症を疑うことになる（図4）[3]。Tomiyamaらの報告では小葉中心性粒状影はマイコプラズマの96％，肺炎の61％でみられ，小葉中心性分岐状陰影ではマイコプラズマの69％，肺炎の34％でみられたが，急性間質性肺炎ではほとんどみられなかった[1]。これらの陰影は感染症のほかには過敏性肺臓炎や誤嚥性肺炎，肺出血などでみられる。このため間質性肺炎の除外という意味では非常に有用な所見である。唯一肺炎や誤嚥を契機に発生したARDSではみられることがあるが，これもARDSによる所見ではなく，原因となった肺炎や誤嚥による陰影である。

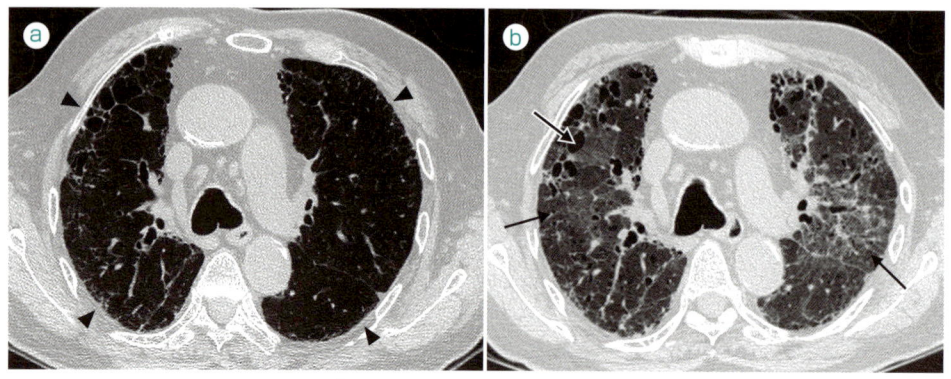

図2　83歳，男性：間質性肺炎急性増悪前（ⓐ）と後（ⓑ）
ⓐ両側肺野胸膜下優位に網状影や囊胞性陰影を認める（▶）。
ⓑ胸膜下網状影・囊胞性陰影に加え，肺野にびまん性にすりガラス状陰影が出現している（→）。

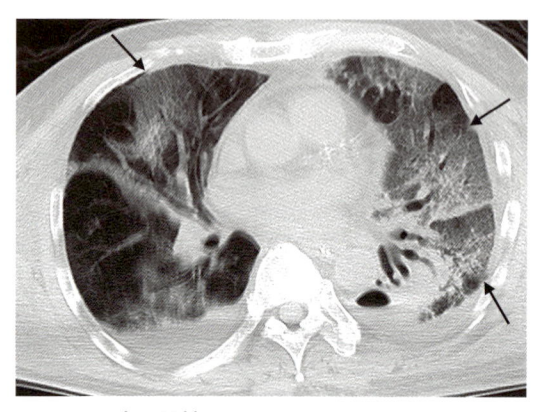

図3　71歳，男性：ARDS
外傷で発症したARDS症例両側肺野にすりガラス状陰影とそれに重なる網状影を認める（→）。陰影はランダムに分布している。

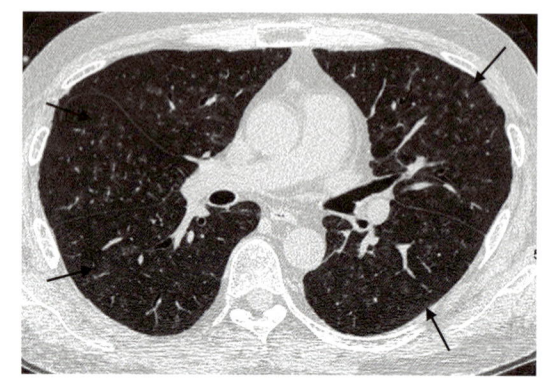

図4　31歳，男性：RSウイルス肺炎
両側肺野びまん性に小葉中心性のすりガラス状陰影を認める（→）。

分布

　陰影が肺野にどのように分布しているかはびまん性肺疾患のCT診断で重要な位置を占めている。同じような所見でも分布が異なれば鑑別診断はまったく異なってくる。急性の間質性肺炎と感染症で共通するすりガラス状陰影だが，その分布の違いが鑑別点となることがある。感染症の片側性や区域性の分布，間質性肺炎の両側性分布，下葉優位の分布である。
　区域性分布は気管支の支配領域に一致して陰影が分布している所見であり，陰影自体はすりガラス状陰影や浸潤影，粒状影などさまざまなものがある（図5）。この所見は経気道性に病変が広がっていることを示唆する。このため感染症では頻繁にみられ，マイコプラズマ肺炎では全例，細菌性肺炎では76%でみられたとの報告がある。一方で間質性肺炎ではあまりみられる所見ではないが，AIPで5%にみられたという報告もある[1]。このように感染症と間質性肺炎を鑑別するうえで有用な所見ではあるが，例外もある。PCPでは一般に両側性，非区域性に陰影が分布するため[4]，免疫不全者での疾患ということもありARDSとの鑑別が困難な場合があ

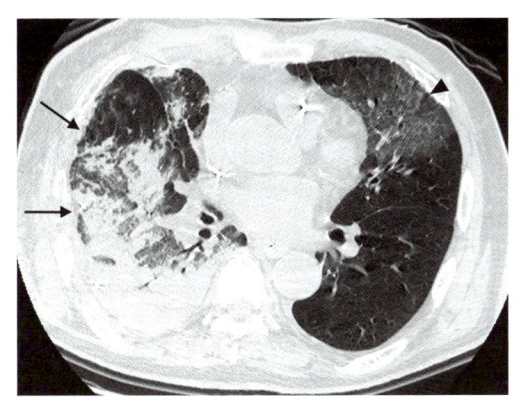

図5 78歳，男性：細菌性肺炎
右肺に優位に浸潤影・すりガラス陰影を認める（→）。左肺にはすりガラス陰影が区域性に分布して認められる（▶）。

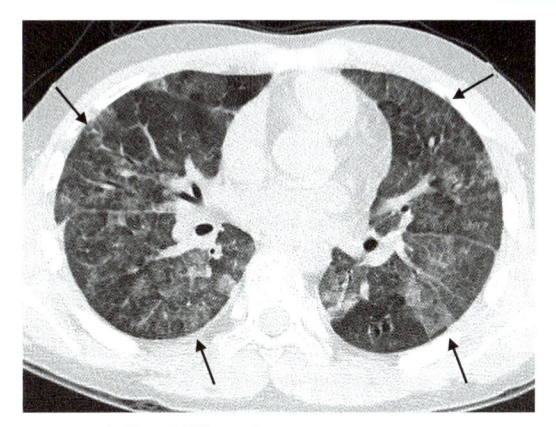

図6 13歳，男性：PCP
両側肺野にすりガラス陰影が地図上を呈している（→）。

る（図6）。

また，間質性肺炎のなかでも AIP と ARDS は比較的画像所見が類似しているが，いくつかの相違がある。Tomiyama らの報告では AIP の方が下葉優位，そして両側対称性に分布する傾向があるとされている[5]。こうした分布は感染症ではあまりみられない所見なため，重要な鑑別点となる。一方で ARDS はランダムな分布が多く，両側非対称性に広がることが多いため，感染症との鑑別はより困難になる。ただし，AIP が下葉優位になるのは 28% で実際にはランダム分布の方が 54% と多く，対称性分布も 28% とあまり多くない。感染症自体も両側対称性ではないが，下葉優位にみられたのがマイコプラズマ肺炎で 65%，肺炎で 47% と比較的多いため，感染症の区域性分布に比べると有用性に欠けると思われる[1]。

器質化肺炎（COP）

これまでの急性間質性肺炎と感染症についての対比は主に急性間質性肺炎や ARDS を主眼とした内容であった。器質化肺炎（cryptogenic organizing pneumonia：COP）も同様に両側肺野に広範に広がるすりガラス陰影を呈することがあり，今まで述べた急性の間質性肺炎と感染症の相違が当てはまる。特に，免疫不全者では浸潤影よりすりガラス陰影の方が多くみられるため，PCP などとの鑑別が問題となる。しかしながら器質化肺炎で頻度が高い CT 所見は斑状の浸潤影であり，そのほかにも結節影などの多彩な CT 陰影を呈する[6]。そしてこうした陰影はびまん性のすりガラス陰影とはまた別に感染症との鑑別が CT 上問題となる。ただし，鑑別点は似通っている。すなわち区域性分布や小葉中心性粒状影である。器質化肺炎は浸潤影が気管支血管周囲に優位に分布することも多く（図7），肺炎との鑑別が困難な場合もあるが，分布は肺炎と異なり非区域性の分布を呈する[3,6]。また，小葉中心性粒状影や分岐状陰影は器質化肺炎ではみられることは少ない。一方，器質化肺炎に特異的とされる所見として reversed halo sign がある[7]。Reversed halo sign とは充実性結節影周囲をすりガラス陰影が囲む halo sign の逆で，すりガラス陰影の周囲を均等影が取り囲む所見である（図8）。近年では器質化肺炎以外でも reversed halo sign を呈すると報告されており，結核やアスペルギルスやクリプトコッカスなどの真菌，PCP などの感染

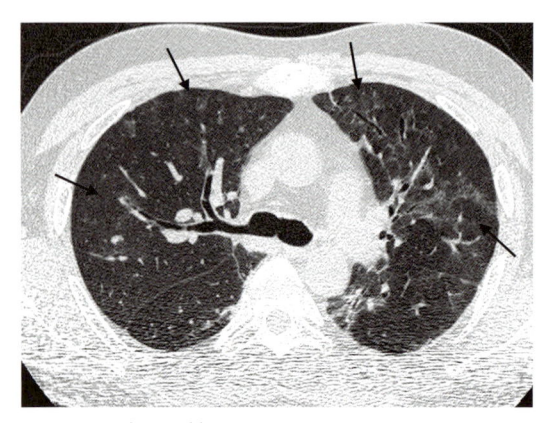

図7 39歳, 男性：COP
両側肺野にすりガラス状陰影が気管支血管周囲に優位に認められる（→）。

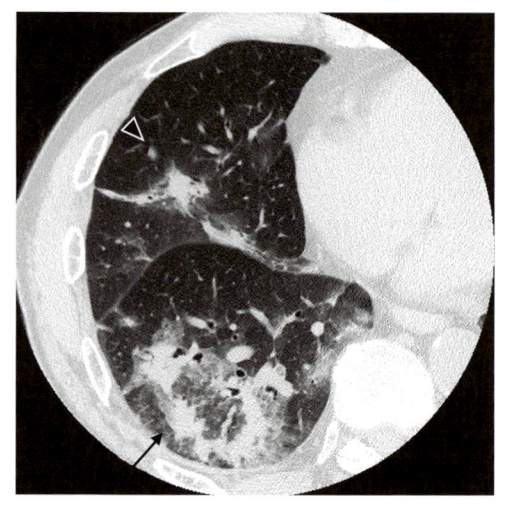

図8 76歳, 男性：COP
浸潤影, すりガラス状陰影を斑状に認め, reversed halo sign を呈している（→）。また, 結節影も認められる（▶）。

症でみられることがあるため注意が必要である[8]。

器質化肺炎はまた, 多発性の結節影を呈することもある（図8）[9)10)]。ほかの浸潤影やすりガラス状陰影といった所見と合併することが多いが, 結節影のみみられる症例もある[6]。このため結節影が主体となる感染症として, 真菌感染や結核などの鑑別が必要となる。

おわりに

以上, 急性経過の間質性肺炎と感染症について類似する所見, 異なる所見について解説してきた。両者は CT で比較的高い正診率で鑑別可能であるが, やはりオーバーラップする所見もあり判断に迷う症例も多い。また, 実際の臨床では間質性肺炎や感染症のほかに, 肺出血や肺水腫, 薬剤性肺炎といったほかの疾患とも鑑別しなければならず, 診断はさらに困難になる。CT 所見のほかに臨床所見や検査所見も含めた総合的な診断が必要となる。

鑑別診断のポイント

1. 感染症と間質性肺炎の CT 所見はオーバーラップがあり鑑別困難な場合があるが, いくつか鑑別点がある。
2. 小葉中心性粒状影・分岐状陰影がみられたときは, 間質性肺炎は否定的であり感染症を疑うことになる。
3. 区域性の分布は感染症によくみられる所見であるが, 急性の間質性肺炎でもまれに認められる。
4. 器質化肺炎（COP）と感染症を鑑別する場合も区域性分布や小葉中心性陰影が重要となる。

【文　献】

1) Tomiyama N, Müller NL, Johkoh T, et al. Acute parenchymal lung disease in immunocompetent patients：diagnostic accuracy of high-resolution CT. AJR Am J Roentgenol 2000；174：1745-50.
2) Goodman LR, Fumagalli R, Tagliabue P, et al. Adult respiratory distress syndrome due to pulmonary and extrapulmonary causes：CT, clinical, and functional correlations. Radiology 1999；213：545-52.
3) Johkoh T, Ikezoe J, Kohno N, et al. Usefulness of high-resolution CT for differential diagnosis of multi-focal pulmonary consolidation. Radiat Med 1996；14：139-46.
4) Kuhlman JE, Kavuru M, Fishman EK, et al. Pneumocystis carinii pneumonia：spectrum of parenchymal CT findings. Radiology 1990；175：711-4.
5) Tomiyama N, Müller NL, Johkoh T, et al. Acute respiratory distress syndrome and acute interstitial pneumonia：comparison of thin-section CT findings. J Comput Assist Tomogr 2001；25：28-33.
6) Lee KS, Kullnig P, Hartman TE, et al. Cryptogenic organizing pneumonia：CT findings in 43 patients. AJR Am J Roentgenol 1994；162：543-6.
7) Kim SJ, Lee KS, Ryu YH, et al. Reversed halo sign on high-resolution CT of cryptogenic organizing pneumonia：diagnostic implications. AJR Am J Roentgenol 2003；180：1251-4.
8) Marchiori E, Zanetti G, Escuissato DL, et al. Reversed halo sign：high-resolution CT scan findings in 79 patients. Chest 2012；141：1260-6.
9) Brown MJ, Miller RR, Müller NL. Acute lung disease in the immunocompromised host：CT and pathologic examination findings. Radiology 1994；190：247-54.
10) Akira M, Yamamoto S, Sakatani M. Bronchiolitis obliterans organizing pneumonia manifesting as multiple large nodules or masses. AJR Am J Roentgenol 1998；170：291-5.

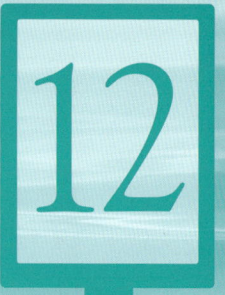

12 抗腫瘍薬治療中の患者：感染？原病の悪化？　薬剤性肺障害？

遠藤 正浩　　内藤 立暁　　剣持 広知

はじめに

　日本呼吸器病学会は，2012年5月に『薬剤性肺障害の診断・治療の手引き』を刊行した[1]。昨今の癌に対する分子標的薬などの新薬の開発により，薬剤性肺障害は減少することなく，むしろ増加の一途を辿り，新薬の臨床試験の段階でも発症し，試験の継続を困難にする場合もある。

　一方で，臨床の場においては，薬剤性肺障害の確定診断を得られる事例は少なく，薬剤との関連性を見極めながら，他疾患を除外して診断していく場合が圧倒的に多い。感染症の迅速診断や間質性肺炎の診断法の進歩によって，間接的に薬剤性肺障害の診断の機会が増加し，診断力が向上している可能性があるが，CTなどの画像のみでは診断に難渋する場合も多い。特に肺癌患者に関しては，間質性肺炎や気腫合併肺線維症（combined pulmonary fibrosis and emphysema：CPFE）などの既存肺疾患を有している場合が多く，画像所見もそれに影響され，さらに診断を困難にする。

　本稿では，薬剤性肺障害を中心に，鑑別となる感染症や癌性リンパ管症など，その診断に対する本音の考え方と，画像症例を提示しながら解説していく。

『薬剤性肺障害の診断・治療の手引き』の概要

　2006年に『薬剤性肺障害の評価・治療についてのガイドライン』が発刊されたが，分子標的薬などの新薬の登場と，それに伴う薬剤性肺障害の増加，社会問題化，さらには分子標的薬がさまざまな悪性腫瘍にも投与され，呼吸器内科医のみでなく，治療に携わるすべての医師が遭遇する機会が増えた。そのため，診断と治療に対しチームとして対応していく必要があり，さらにエビデンスとしての記載が困難であるため，手引き書として改訂された[1]。

　診断の際に最も重要な点は，薬剤性肺障害の可能性を追求し，その臨床病型を理解し，CT所見を中心に画像診断を行っていくことであるが，同時に薬剤の特徴や対象患者の病態を把握し，今回のテーマでもある感染症や原疾患の増悪などを鑑別していくことである。

薬剤性肺障害の診療における臨床所見，検査所見

　薬剤性肺障害とは，薬剤投与中に起きた呼吸器系の障害の中で，薬剤と関連があるものと定義される[1]。

　薬剤性肺障害の診断は，臨床の場においても画像診断の場においても，すべての薬剤は肺障害を起こす可能性があり，投与中のみならず投

与終了後にも発症する可能性があることを常に考慮しておく必要がある．すなわち「疑う」ことから始まるといえる．

　薬剤性肺障害を「疑う」きっかけは，定期画像検査で肺野のびまん性陰影が発見される場合が多く，労作時呼吸困難や乾性咳嗽，発熱などの自覚症状を機に受診される場合もある．そのような場合に，病歴や最小限の検査データとともに「まず画像から疑う」ことが薬剤性肺障害の診断の第一歩である．薬剤性肺障害の可能性があると判断した場合，被疑薬による薬剤性肺障害の発現様式を確認する必要がある．製薬企業から提供されている安全性情報，医学文献データベースのほか，Web上の検索サイト（http://www.pneumotox.com）も被疑薬剤による頻度の高い薬剤性肺障害の画像パターンを知るうえで有用である．最終的な確定診断のためには表1に示すCamusの診断基準が参考となる[1,2]．「被疑薬剤の再投与による再燃を確認すること」は診断根拠として極めて有用であるが，リスクの点から再投与が困難なことが多い．したがって実際には服薬歴の詳細な検討と他疾患の除外，被疑薬中止後の病状経過により最終的に診断がなされることが多い．実際の臨床現場においては，呼吸不全や全身状態悪化のために十分な検査ができず，診断のための時間的余裕が少ないこともしばしば経験される．そのような際には「画像をどう解釈するか」を診断の要とし，ほかの臨床情報を加味して総合的に判断し，治療方針を決定することとなる．すなわち，肺癌などの治療中においては，まずは感染症や放射線肺障害，原病の増悪なども考慮しながら，それらの可能性を画像や臨床経過から一つずつ除外して，最終的に薬剤性肺障害と診断されるという過程になると思われる．

　画像以外の所見として，血液生化学・免疫学的検査では，好酸球増加，肝機能障害，血清KL-6/SP-D/SP-A/LDH/CRP上昇，呼吸機能検査では，Pa_{O_2}の低下と$D_{L_{CO}}$の低下が認められる．高度の骨髄抑制を伴う化学療法中の患者や，ステロイド薬の長期使用者，病状進行に伴う低栄養患者などの易感染性状態においては，ニューモシスチス肺炎，サイトメガロウイルス（Cytomegalovirus：CMV）肺炎，真菌感染症が重要な鑑別となるため，血清β-D-グルカンやサイトメガロウイルス抗原検査が有用である．また心原性肺水腫は鑑別となることが多く，理学所見とともに心電図や心臓超音波検査，血清BNP値なども鑑別に有用である[1,3,4]．

　また，気管支肺胞洗浄（bronchoalveolar lavage：BAL）液の肉眼的所見から，肺水腫や肺胞出血などの所見の有無を判断する．BAL中の細胞分画や細胞診，CD4/8比も鑑別診断に有用である．さらに，BAL液を用いた，細菌学的検査，CMV迅速同定（シェルバイアル）法やPCP-PCR法もそれぞれの感染症の診断に役立つ[1,4]．

薬剤性肺障害の画像所見

　薬剤性肺障害の診断は，胸部単純X線写真

表1　薬剤性肺障害の診断基準

1. 原因となる薬剤の摂取歴がある
   市販薬，健康食品，非合法の麻薬・覚醒薬にも注意
2. 薬剤に起因する臨床病型の報告がある
   臨床所見，画像所見，病理パターンの報告
3. ほかの原因疾患が否定される
   感染症，心原性肺水腫，原疾患増悪などの鑑別
4. 薬剤の中止により病態が改善する
   自然軽快もしくは副腎皮質ステロイドにより軽快
5. 再投与により増悪する
   一般的に誘発試験は勧められないが，その薬剤が患者にとって必要で誘発試験の安全性が確保される場合

（日本呼吸器病学会薬剤性肺障害の診断・治療の手引き作成委員会，編．薬剤性肺障害の診断・治療の手引き．東京：メディカルレビュー社，2012より引用）

(CXR) とCTによって行われるが, 高分解能CT (high-resolution CT：HRCT) が最も肺の病理組織パターンを反映し有用であるので[3)5)], 可能な限りHRCTを再構成してもらうように技師を指導する。画像診断を行う際に, 発症時の画像さえあれば診断できるということはなく, 画像診断の役割をまず整理しておく必要がある。すなわち ① 治療前の既存の間質性肺炎などの肺病変の有無をチェックし, ② 薬剤性肺障害が疑われた際には早期診断とその鑑別診断を行い, さらに ③ その肺障害の画像パターンから重症度の判断を可能な限り行い, 治療経過を追うことによって ④ 治療の効果判定と診断の是非の判断が可能となる[3)6)]。

① ゲフィチニブをはじめ, その他の抗癌薬による薬剤性肺障害のリスク因子に関する前向きの検討[7)8)]から, 既存の間質性肺炎などの破壊性肺病変の存在は, 高リスクとなることが示され, 肺障害発症時の予後不良因子でもあるとされた。また, 肺気腫などの既存の肺疾患が広範囲かつ強度の場合, 従来の陰影パターンとは異なる陰影になることもあり注意が必要である。今日では, 治療前に既存の間質性病変の有無や程度の評価を行うことは必須であると考えられる。

② 薬剤性肺障害の病理像は多彩であるため, それを反映する画像所見もおのずと多彩となる[1)3)6)]。ただし基本的には, 両側性のびまん性の広範なすりガラス陰影と浸潤影で, 非区域性分布を主とするが, 区域性の広がりを呈する場合もある。また, 陰影の出現部位が腫瘍進展による肺血流の有無に影響を受ける場合もある。異常陰影の出現のタイミングは, 診断するうえで極めて重要であるが, 治療のどの段階であるのか, あるいは全体として腫瘍が縮小傾向にあるのか, 増悪傾向なのか, また全身状態はどうかといった, 治療全体の立ち位置を知っておくことも, 診断に際し重要な情報をもたらす。

繰り返しになるが, 薬剤性肺障害の最終的な診断は, 他疾患を除外し, 臨床経過や検査データを含めた総合的な判断に基づいて行われる。したがって, 鑑別すべき疾患の画像所見を十分に理解しておく必要がある。鑑別の対象となる感染症, 放射線肺障害, 特発性肺線維症 (IPF/UIP) などの既存の間質性肺炎の増悪, さらに原病である腫瘍自体の増悪の画像所見がそれに当たるが, それぞれが相互に鑑別診断の対象になるため, 鑑別困難な場合も多い。

細菌性肺炎は, 大きく気管支肺炎と肺胞性肺炎に分類される[9)]。気管支肺炎では, 終末細気管支や呼吸細気管支を中心に炎症が起こり周囲肺胞領域に変化が及ぶため, 病変は末梢性に気道に沿って進展し, 区域性に分布することが特徴である。肺胞性肺炎ほど炎症の広がりが強くないため, 斑状に分布し, 小葉中心性・汎小葉性の粒状影や分岐状影などが区域性に多発してみられる。陰影が癒合すれば浸潤影になる場合もあり, このときはエアー・ブロンコグラムが通常認められる。一方肺胞性肺炎では, 胸膜直下の末梢肺胞域まで病原体が進入するため, 隣接する肺胞域に変化が広がり, 結果として病変は連続性非区域性の分布となる。CTでは融合傾向のある比較的均一な浸潤影が, 胸膜を底辺として, 周辺部にはすりガラス陰影, 中心部はエアー・ブロンコグラムがみられ, 小葉間隔壁に比較的境されながら認められる。この場合鑑別診断として, 器質化肺炎や慢性好酸球性肺炎が挙げられるので, これらの類似の病型を呈する薬剤性肺障害を考えなければならない。

また, 癌化学療法中は, いわゆる免疫不全状態となるため, 日和見感染症も鑑別の一つとなる。ニューモシスチス肺炎は *Pneumocystis jirovecii* によって引き起こされる最も重要な日和見感染症の一つであり, 遭遇する頻度も高い。画像所見は両側性上肺野有意で, いわゆるすりガラス陰影であるが, 非常に淡いものから濃厚

なものまで多岐にわたる。すりガラス内網状影や囊胞がみられる場合もある[10)11)]。CMV肺炎も、両側性びまん性すりガラス陰影や非区域性の浸潤影を呈し、免疫不全状態で発症するが、固形癌の治療中に遭遇する頻度はほとんどない。いずれも両側性びまん性すりガラス陰影が特徴的で、その鑑別としては、過敏性肺臓炎などの間質性肺炎、薬剤性肺障害、肺水腫、肺胞出血などがあり、癌化学療法中いずれも発症し得る病態で、画像診断のみではその鑑別は著しく困難である。

放射線肺障害に関しては、肺野に対する放射線治療の既往があることが前提である。肺癌に対する3D-CRT（three-dimensional conformal radiotherapy）やSBRT（stereotactic body radiation therapy）は、周囲肺実質の放射線線量をできるだけ減らして腫瘍へ最大限の線量を照射する方法として今日広く行われている。そのため、従来の前後対向2門の照射では見られなかった部位に広がりを示す放射線肺障害が出現するようになり、放射線照射の方法や部位など、今まで以上に熟知しておく必要がある[12)]。放射線肺障害は早期と晩期に分けられ、早期のものは放射線治療終了後1～6カ月で発症し、一般には照射野に一致したすりガラス陰影や浸潤影が認められる。時に胸水が貯留し、無気肺を呈する場合もある。晩期は放射線線維症であり、構造改変や牽引性気管支拡張を伴った収束した瘢痕様陰影あるいはコンソリデーションとなる。放射線肺障害からみた鑑別診断は、感染症、癌性リンパ管症、局所再発などが考えられる。特に照射野外に出現した陰影において、鑑別が困難な場合が多い。

肺癌などの原病の悪化に関しては、癌性リンパ管症がその対象となる。小葉間隔壁の肥厚や不整、小葉中心性の結節、気管支血管束の肥厚像、また胸水や肺門部リンパ節腫大などを伴うことが多いのが特徴的な所見である[13)]。

肺水腫も治療中に起こり得る病態として、十分に考慮しておかなければならない。心原性・腎性がもたらす静水圧性と、敗血症などによる透過性亢進型肺水腫があるが、薬剤性肺水腫もある。肺の間質に留まっていれば、間質性、肺胞内まで漏出すれば肺胞性肺水腫といわれる。間質性では小葉間隔壁の肥厚、気管支壁の肥厚、葉間胸膜の肥厚などの所見が主に認められ、癌性リンパ管症が鑑別に挙がる場合もある。肺胞性では、いわゆる蝶形陰影が特徴的で、肺門有意の両側性浸潤影、すりガラス陰影を呈し、薬剤性肺障害や広範囲の肺炎が鑑別として挙げられる。

鑑別の一つの考え方として、両側性・全肺野にびまん性にみられるのか、あるいは両側性だが上肺野優位なのか、さらに片側性で患側にみられるのか、あるいは健側なのかといった病変の広がりを検討することは重要である。また、炎症瘢痕や胸膜癒着がどの程度でどこにみられるのか、腫瘍の肺門・縦隔リンパ節転移の有無と大きさ、肺動脈の血流はどうかなどといった肺実質以外の所見も、鑑別診断を考えていくうえで、重要な情報となる。

③ 薬剤性肺障害はいくつかの臨床病型に分類され、それは臨床所見、画像所見と病理組織パターンとに特徴づけられ、薬剤以外の原因による呼吸器疾患との類似性に基づいて分類されている（表2）[1)]。これらはわれわれにとってなじみの深いものであるが、この臨床病型は、統一性のある分類ではないこと、あくまで本来薬剤が原因でない疾患に類似しているためにつけられた疾患名であること、同一薬剤でも多彩な病型を呈することは理解しておく必要がある。画像パターン分類は、観察者間の一致率が低いともされており、現実的にはびまん性肺胞傷害（diffuse alveolar damage：DAD）類似型なのか、非DAD型なのかの鑑別が最も重要である[3)6)14)～18)]。

表2 これまでに報告された主な臨床病型（類似病態）

主な病変部位	臨床病型（薬剤誘発性の病態であるが，非薬剤性類似病態を示す）	組織診断（必ずしも臨床病型と1対1対応ではない）
1. 肺胞・間質領域病変	急性呼吸窮（促）迫症候群/急性肺損傷 (acute respiratory distress syndrome/acute lung injury：ARDS/ALI)	びまん性肺傷害（diffuse alveolar damage：DAD）（臨床的に重篤）
	特発性間質性肺炎 (Idiopathic interstitial pneumonias：IIPs)（総称名）	
	急性間質性肺炎 (acute interstitial pneumonia：AIP)	
	特発性肺線維症 (idiopathic pulmonary fibrosis：IPF)	通常型間質性肺炎 (usual interstitial pneumonia：UIP)（臨床的に重篤）
	非特異性間質性肺炎 (non-specific interstitial pneumonia：NSIP)	非特異性間質性肺炎 (non-specific interstitial pneumonia：NSIP)
	剥離性間質性肺炎 (desquamative interstitial pneumonia：DIP)	剥離性間質性肺炎 (desquamative interstitial pneumonia：DIP)
	特発性器質化性肺炎 (cryptogenic organizing pneumonia：COP)	器質化肺炎 (organizing pneumonia：OP)
	リンパ球性間質性肺炎 (lymphocytic interstitial pneumonia：LIP)	リンパ球性間質性肺炎 (lymphocytic interstitial pneumonia：LIP)
	好酸球性肺炎（eosinophilic pneumonia：EP）	好酸球性肺炎（eosinophilic pneumonia：EP）
	過敏性肺炎（hypersensitivity pneumonia：HP）	過敏性肺炎（hypersensitivity pneumonia：HP）
	肉芽腫性間質性肺疾患 (granulomatous interstitial lung diseases)	肉芽腫性間質性肺炎 (granulomatous interstitial pneumonia)
	肺水腫（pulmonary edema） capillary leak syndrome	肺水腫（pulmonary edema）
	肺胞蛋白症（pulmonary alveolar proteinosis）	肺胞蛋白症（alveolar proteinosis）
	肺胞出血（pulmonary alveolar hemorrhage）	肺胞出血（alveolar hemorrhage）
2. 気道病変	気管支喘息（bronchial asthma）	気管支喘息（bronchial asthma）
	閉塞性細気管支炎症候群 (bronchiolitis obliterans syndrome：BOS)	閉塞性細気管支炎（bronchiolitis obliterans：BO） 狭窄性細気管支炎（constrictive bronchiolitis obliterans：cBO）（臨床的に重篤）
3. 血管病変	血管炎（vasculitis）	血管炎（vasculitis）
	肺高血圧症（pulmonary hypertension）	肺高血圧症（pulmonary hypertension）
	肺静脈閉塞症（pulmonary veno-occlusive disease）	肺静脈閉塞症（pulmonary veno-occlusive disease）
4. 胸膜病変	胸膜炎（pleuritis）	胸膜炎（pleuritis）

この表では薬剤性肺障害の臨床病型を，非薬剤性疾患名もしくは病態名で示した．この分類はおおむね薬剤性肺障害の組織パターンに対応しているが，1対1の対応といえるだけのエビデンスはない．
（日本呼吸器病学会薬剤性肺障害の診断・治療の手引き作成委員会，編．薬剤性肺障害の診断・治療の手引き．東京：メディカルレビュー社，2012より引用）

DAD類似型は，最も重篤な薬剤性肺障害のパターンであり，病理学的に器質化期のDADに相当するとされ，生命予後が悪い傾向にある．画像所見は，両側性のびまん性または斑状のすりガラス陰影や浸潤影で，線維化による肺構造の乱れやすりガラス陰影内の網状影や牽引性気管支拡張などが重要である．鑑別診断上重要な疾患は，そのほかの原因によるDADやニューモシスチス肺炎などの広範なすりガラス陰影を来す感染症が重要であり，鑑別に難渋することもまれではない．また発症早期の浸出期DADでは，牽引性気管支拡張がみられない場合もあり，ほかの薬剤性肺障害も鑑別の対象となる．

急性好酸球性肺炎類似型では，小葉間隔壁の肥厚や気管支血管束の肥厚などの広義間質陰影がみられる点が画像的特徴であり，癌性リンパ管症が鑑別として挙げられる場合もある。器質化肺炎類似型では，肺野末梢の非区域性斑状の多発浸潤影や気管支血管束沿いの多発浸潤影が特徴で，細菌性肺炎を中心とする感染症が鑑別として重要である。さらに気管支血管束沿いの浸潤影やすりガラス陰影を主体とするNSIP類似型や，広汎な淡いすりガラス陰影を示す過敏性肺炎類似型などが，代表的なパターンである。

④ 適切な診断と治療により，病状が回復し陰影が改善することが望ましいが，場合によっては陰影が増悪し，回復しない症例も認められる。陰影の改善のない場合に診断が誤っていると断定することはできない。原疾患の増悪や，DAD類似型パターンの薬剤性間質性肺炎では，治療に反応せず増悪し，予後不良の転帰をとることもしばしばである。したがって，画像での経過観察は，発症後の治療効果判定や転帰を推定するうえでは重要な役割を担っている。

症　例

実際の症例を提示しながら説明するが，いずれの症例もすべてに病理学的細菌学的裏付けがあるわけではないが，臨床経過や検査データ，あるいは治療結果などを踏まえ，コンセンサスが得られている症例である。

症例1

60歳代，男性。主訴は呼吸困難。5カ月前に右肺下葉原発腺癌（T1aN3M0）に対するCDDP＋S-1＋胸部放射線治療60 Gyを受け，その後出現した脳転移に対して脳定位放射線照射を施行後，抗浮腫療法としてステロイドを2カ月間内服していた。薬剤性肺障害を示唆する服薬歴はない。図1aに発症時のCXR，図1b, cにHRCTを示す。P_{CO_2} 32.5 Torr, P_{O_2} 48.3 Torr, pH 7.444, WBC 5,200/μl, CRP 10.9 mg/dl。画像上の鑑別として，ニューモシスチス肺炎，放射線肺障害，CMVを含めた異型肺炎，癌性リンパ管症が考えられた。気管支鏡検査を施行し，BALではリンパ球82.5％，CD4/8＝16.8，BAL中のPCP-PCR陰性，一般細菌，真菌，好酸菌培養は陰性であった。TBLBでは悪性所見なく軽度の間質への細胞浸潤のみであった。血清β-D-グルカン＜2.72 pg/ml, NT-proBNP 131 pg/ml, KL-6 257 U/ml, SP-D 118 ng/ml, CMV pp65抗原陰性，肺炎球菌尿中抗原陰性，レジオネラ尿中抗原陰性。以上より感染症は除外され，放射線肺障害の再燃と診断した。治癒後のCT（図1d, e）では，照射野に一致した局所的な肺線維症所見を残した。

症例2

70歳代，男性。左上葉肺腺癌cT4N3M1bで脳・肺・骨転移を有するIV期症例。既存肺に軽度の間質性肺炎を認めた。脳への放射線治療後，ステロイドを長期内服中であった。CBDCA＋PTXによる初回全身化学療法後，呼吸苦の増強と発熱を認めた。経鼻酸素2 l下でSp_{O_2} 94％，WBC 7,520/μl, CRP 6.88 mg/dl, β-D-グルカン＜2.72 pg/ml, CMV pp65抗原陰性，肺炎球菌尿中抗原陰性，レジオネラ尿中抗原陰性であった。CT（図2）では，肺内転移の増大と，境界不明瞭なすりガラス陰影や小葉間に境されたすりガラス陰影，小葉間隔壁の肥厚，葉間の結節などが認められた。多彩な変化から，癌性リンパ管症が考えやすいが，ニューモシスチス肺炎や異型肺炎，薬剤性肺障害も鑑別に挙げたい。診断後さらに呼吸状態が悪化

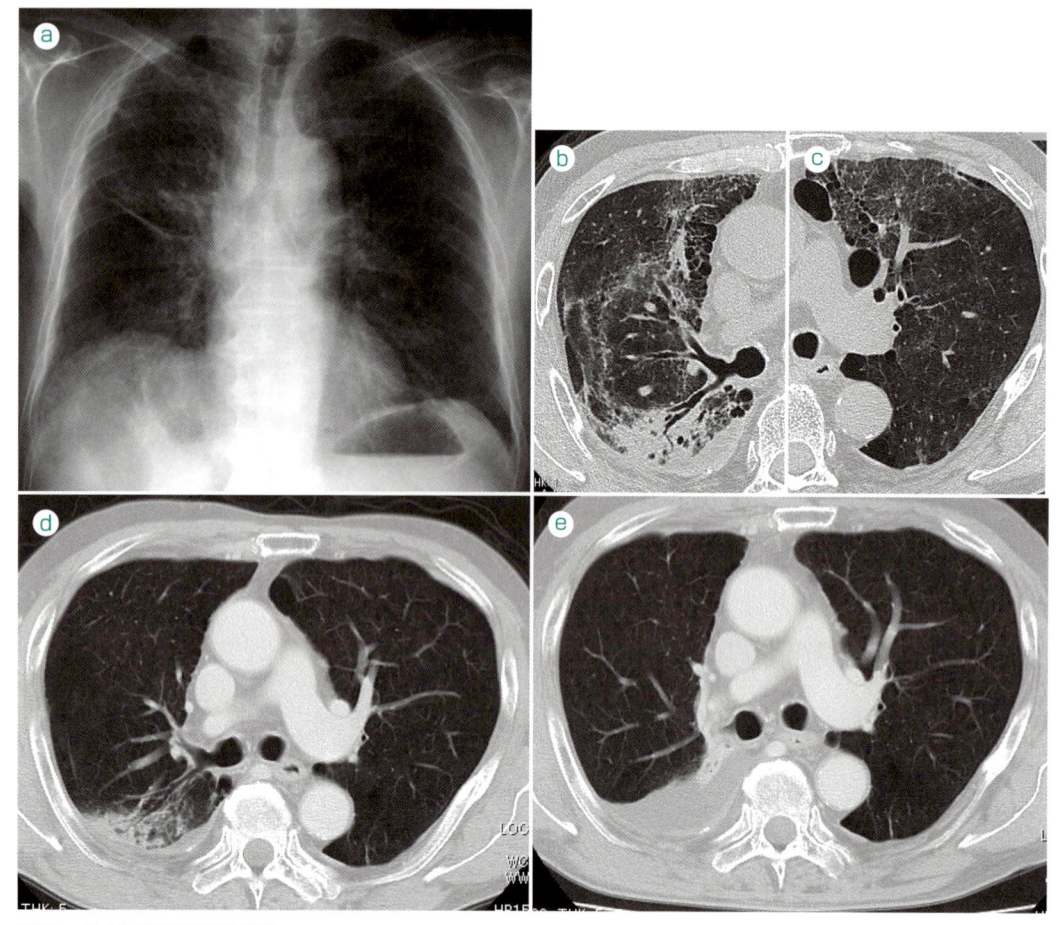

図1 放射線肺障害の再燃
ⓐ発症時の胸部X線写真：右肺門部に浸潤影あり，両肺にびまん性のすりガラス陰影が認められる。
ⓑ，ⓒHRCT：右肺背側に収束した放射線肺炎あり，両肺野に非常に淡いすりガラス陰影を認めるが，若干の濃淡と，右葉間胸膜に接した領域では網状影が目立つ。
ⓓ，ⓔ発症前後のCT（ⓓが前，ⓔが後）：やや浸潤影として見られた放射線肺炎が収束し，無気肺となっている。すりガラス陰影は消失し，構造改変や瘢痕化した陰影も残っていない。

し，種々の治療にも反応なく2週間後に死亡された。

症例3

70歳代，女性。右上葉肺腺癌 cT1aN0M1b（骨，肝）IV期で，EGFR遺伝子変異陽性。胸腰椎への骨転移に対する緩和照射30 Gy施行後，ゲフィチニブによる治療開始1カ月後に急激な呼吸困難で受診。HRCT（図3）では，両肺のびまん性すりガラス陰影が認められ，右下葉には，牽引性気管支拡張症の所見も認められる。当初EGFR遺伝子変異陽性の喫煙歴のない女性であり，受診時の室内気でのSpO_2が84％とかなり低下していたので，薬剤性肺障害以外の可能性も考慮されたが，WBC 8,960 /μl，CRP 9.57 mg/dl，β-D-グルカン＜2.98 pg/ml，肺炎球菌尿中抗原陰性，レジオネラ尿中抗原陰性，後のデータでは，KL-6 739 U/ml，NT-proBNP 624 pg/ml，SP-D 221 ng/ml，SP-A 97.5 ng/ml，CMV抗原陰性，喀痰PCP DNA陰性であった。CEAは35,869→3,040 ng/mlと激減している

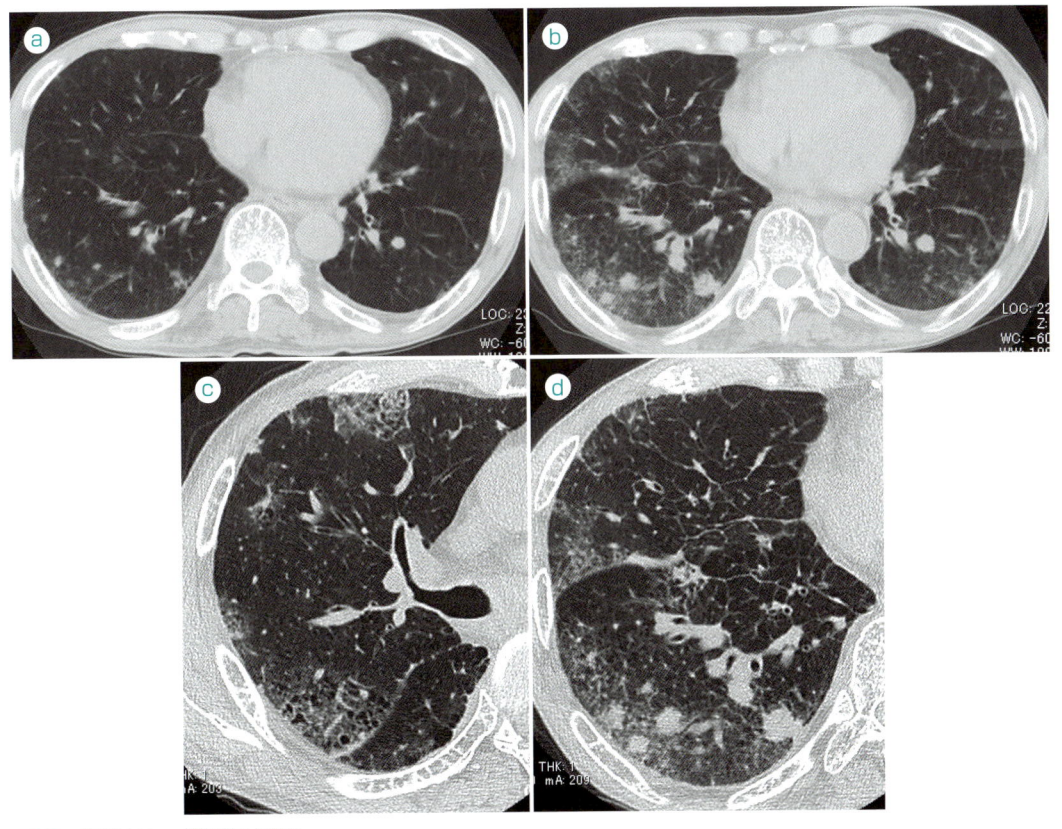

図2 癌性リンパ管症の増悪

ⓐ, ⓑ （ⓐ）が治療前で,（ⓑ）が治療後の5mm厚のCT。両肺に認められる結節が増大しているので,肺転移の増悪の診断は容易である。

ⓒ, ⓓ 発症時のHRCT：結節のほかに,境界不明瞭なすりガラス陰影や小葉間に境されたすりガラス陰影,小葉間隔壁の肥厚,葉間の結節などが認められる。多彩な変化から,癌性リンパ管症が考えやすいが,異型肺炎や薬剤性肺障害も鑑別に挙げたい。

が, 画像所見と併せてゲフィチニブによる薬剤性肺障害と診断され, ステロイドパルス治療により軽快した。

症例4

30歳代, 女性。左下葉肺腺癌 cT4（同一肺内転移）N0M1a（胸膜播種）IV期で, EGFR遺伝子変異陽性。ゲフィチニブ治療開始1カ月後, 定期受診時労作時呼吸困難あり, 発熱38℃あり, CXRで異常影を指摘。室内気 SpO_2 94%, WBC 7,090 μl, CRP 2.76 mg/dl, LDH 146 IU/l, β-D-グルカン<2.98 pg/ml。発症前後CT（図4a, b）, 発症時HRCT（図4c）では, 治療前と比較して両肺の小葉間隔壁の肥厚がより明瞭となり, 両肺のすりガラス陰影が, 左肺はびまん性に, 右肺はどちらかというと小葉中心性に認められた。心拡大や胸水の増加なし。癌性リンパ管症の増悪, ニューモシスチス肺炎, 異型肺炎, 肺水腫, 薬剤性肺障害などが鑑別として考えられるが, 診断は困難である。気管支鏡検査が施行され, BALではMφ 78%, リンパ球 20%, PCP DNA陰性, TBLBでは軽いリンパ球浸潤と肺胞内には組織球浸潤を認め, 癌性リンパ管症や日和見感染症の所見は認められなかった。さらにKL-6 324 U/ml, SP-D 208 ng/

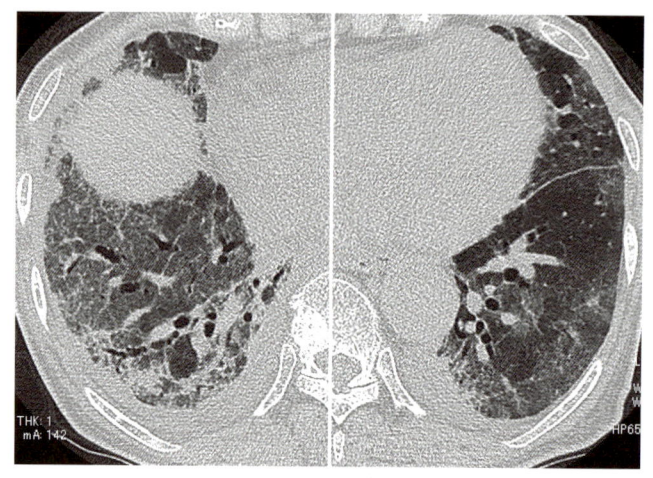

図3　ゲフィチニブによる薬剤性肺障害1
　発症時のHRCT：両肺のびまん性すりガラス陰影が認められ，右下葉には，牽引性気管支拡張症の所見も認められる。DAD類似の薬剤性肺障害を疑う所見であるが，PCP肺炎やCMVなどの異型肺炎も鑑別に挙がる。

ml, SP-A 45.4 ng/mlであった。総合的にゲフィチニブによる薬剤性肺障害と診断し，ステロイドパルス治療により改善が認められた（図4d）。

■ 症例5

　60歳代，女性。右上葉肺腺癌T3N3M1b（胸膜播種，肝・骨転移）Ⅳ期，EGFR/ALK遺伝子異常なし。CBDCA＋PEMによる化学療法4サイクル目，発熱と呼吸苦で受診。HRCTでは（図5），右肺背外側から広がるすりガラス陰影を認め，内部の囊胞が目立って見える。正常な肺胞のみに炎症による変化が起こり，既存の肺気腫による囊胞に変化が及ばないため，一見間質性変化様の網状影にみえる肺胞性肺炎である。胸水は以前からのもの。薬剤性肺障害や間質性肺炎の増悪が鑑別として考えられる。抗菌薬治療で改善した。

■ 症例6

　50歳代，男性。胆管細胞癌，多発肝転移，骨転移あり。疼痛に対しモルヒネ内服中，ゲムシタビンによる化学療法施行中，38℃の発熱と労作時呼吸困難で発症。SpO_2 78％（室内気），経鼻酸素6 l下でSpO_2 93％，WBC 9,060/μl, CRP 20 mg/dl。胸部X線写真（図6a），HRCT（図6b）から，異型肺炎，ニューモシスチス肺炎，ゲムシタビンによる薬剤性肺障害が鑑別として考えられた。喀痰陰性，血液培養検査陰性，β-D-グルカン305 pg/ml，気管支鏡検査は施行しなかったが，ニューモシスチス肺炎を第1に考え，ST合剤による抗菌治療を開始し，速やかに呼吸状態の改善が認められ，1週間後にはβ-D-グルカンも70 pg/mlと低下した。ただし本例は，ステロイド・抗菌薬治療も同時に行われており，完全に他疾患を否定できてはいない。

おわりに

　癌治療中に出現する「胸部異常影」の診断は困難な場合も多く，薬剤性肺障害はいずれの薬剤でも発症し，感染症や肺水腫，原病の悪化などの画像上の鑑別疾患として重要である。やみ

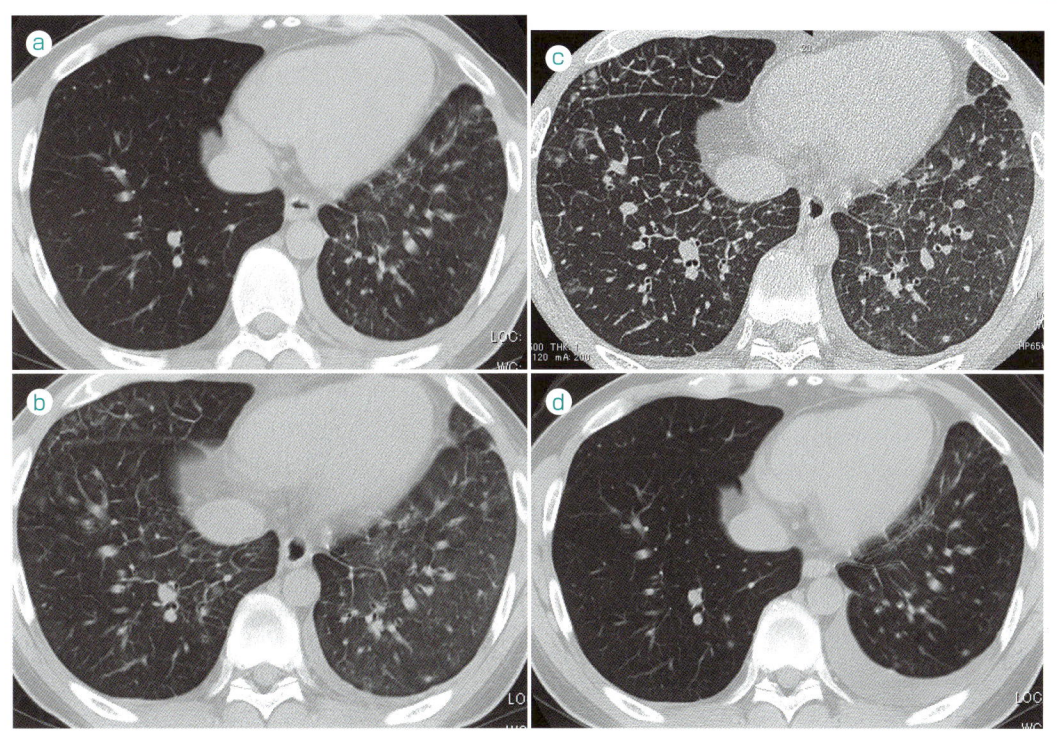

図4 ゲフィチニブによる薬剤性肺障害2

左側は上段が治療前（ⓐ），下段が発症時の5 mm厚CT（ⓑ）。上段のCTでは，左肺に癌性胸膜炎による小葉間肥厚と淡いすりガラス，胸水貯留を認める。両肺に肺転移と考えられる結節あり。下段のCTでは，両肺の小葉間隔壁の肥厚がより明瞭となり，両肺のすりガラス陰影が，左肺はびまん性に，右肺はどちらかというと小葉中心性に認められる。心拡大や胸水の増加なし。右上段は発症時のHRCT（ⓒ）であり，所見がより明瞭である。右下段はステロイド治療1カ月後の5 mm厚CT（ⓓ），陰影は改善している。

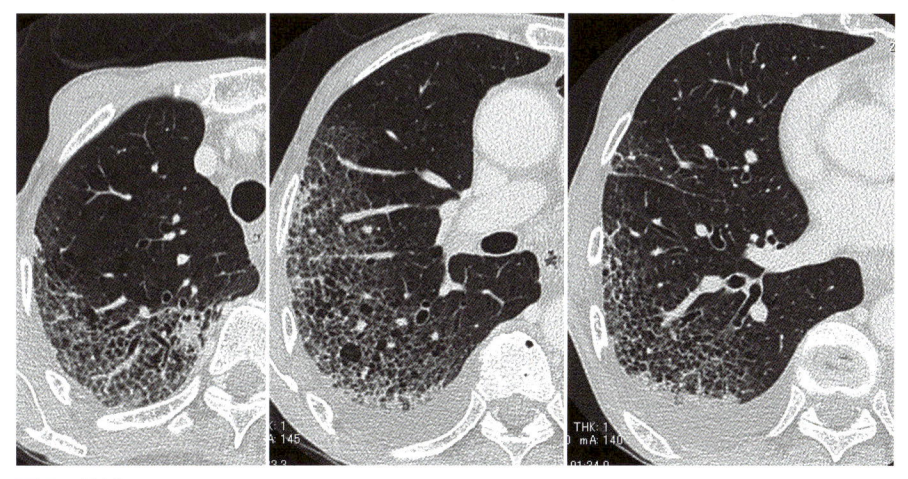

図5 肺炎

HRCT：右肺背外側から広がるすりガラス陰影を認め，内部の嚢胞が目立って見える。正常な肺胞のみに炎症による変化が起こり，既存の肺気腫による嚢胞に変化が及ばないため，一見間質性変化様の網状影にみえる肺胞性の肺炎である。胸水は以前からのもの。薬剤性肺障害や間質性肺炎の増悪が鑑別に挙がる。

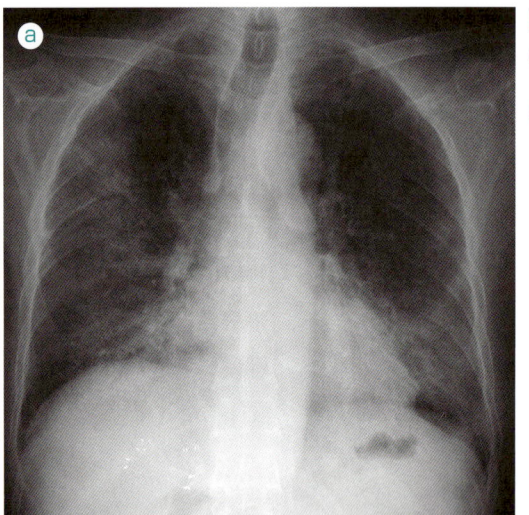

図6　ニューモシスチス肺炎
ⓐ発症時の胸部X線写真では，両肺にびまん性のやや濃厚なすりガラス陰影を認める。
ⓑやや濃淡のあるすりガラス陰影が認められる。一部浸潤影様の所見や，小葉内網状影も認められる。

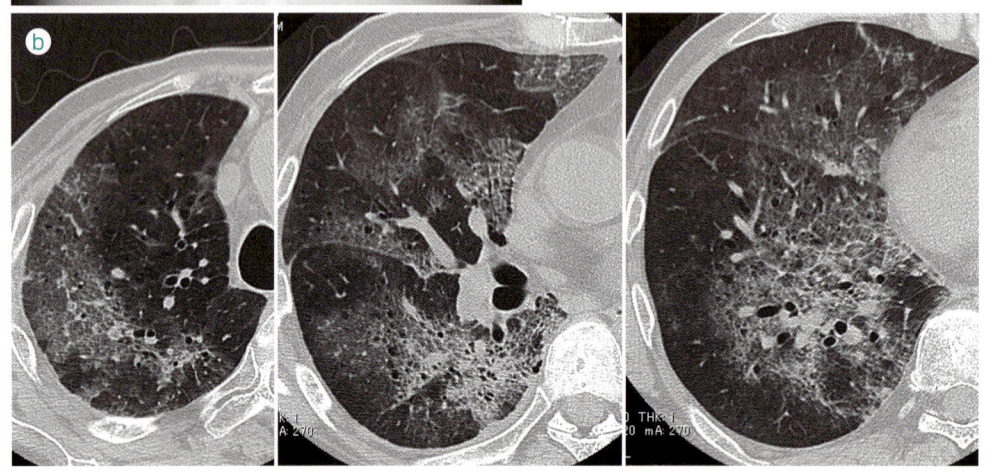

くもに鑑別診断を並べ，すべてを網羅した治療を行っていくことはできるだけ控え，画像診断を中心に，臨床データと併せて総合的に診断していく努力が必要である。そのためには，日常的に呼吸器内科医や腫瘍内科医らと情報を共有し，協力して診断を行っていく必要がある。

鑑別診断のポイント

1. 癌治療中に出現する「胸部異常影」の診断は困難な場合も多いが，薬剤性肺障害，感染症，原病の悪化などを，画像上の鑑別疾患として考慮し，診断を行っていく必要がある。
2. 「胸部異常影」の診断は，肺の病理組織パターンを最も反映するHRCTを用いて行っていくことが重要である。
3. 薬剤性肺障害は，いずれの抗癌薬でも発症し，重篤な転帰をとることもしばしば見受けられることから，その臨床病型を十分に理解しておく必要がある。異常影の出現の際には，常にその可能性を追求し，薬剤の特徴や服用歴，対象患者の病態を把握しながら，画像診断を中心に臨床データと併せて総合的に診断していく努力が必要である。

【文献】

1) 日本呼吸器病学会薬剤性肺障害の診断・治療の手引き作成委員会, 編. 薬剤性肺障害の診断・治療の手引き. 東京：メディカルレビュー社, 2012.
2) Camus P. Drug induced infiltrative lung disease. In：Schwarz MI, King Jr TE, editors. Interstitial lung disease. Hamilton：B. C. Decker, 2003：485-534.
3) 遠藤正浩, 新槇 剛, 森口理久, ほか. 薬剤性肺障害の評価, 治療についてのガイドライン. 画像診断 2012；32：794-805.
4) 齋藤好信, 弦間昭彦. がん化学療法・分子標的治療薬と間質性肺炎：診断と治療. Jpn J Cancer Chemother 2011；38：2531-7.
5) Padley SPG, Adler B, Hansell DM, et al. High resolution computed tomography of drug-induced lung diseases. Clin Radiol 1992；46：232-6.
6) 酒井文和, 長谷川瑞江. 薬剤性肺障害の画像診断. 治療 2007；89：3149-55.
7) Ando M, Okamoto I, Yamamoto N, et al. Predictive factors for interstitial lung disease, antitumor response, and survival in non-small cell lung cancer patients treated with gefitinib. J Clin Oncol 2006；24：2549-56.
8) Kenmotsu H, Naito T, Kimura M, et al. The risk of cytotoxic chemotherapy-related exacerbation of interstitial lung disease with lung cancer. J Thorac Oncol 2011；6：1242-6.
9) 酒井文和, 編. 基本をおさえる！胸部画像. 東京：学研メディカル秀潤社, 2010；30：s10-26.
10) Kanne JP, Yandow DR, Meyer CA. Pneumocystis jiroveci pneumonia：high-resolution CT findings in patients with and without HIV infection. AJR Am J Rentogenol 2012；198：w555-61.
11) Guillaume B, Claudine S, Guillaume T, et al. Clinical picture of Pneumocystis jiroveci pneumonia in cancer patients. Chest 2007；132：1305-10.
12) Larici AR, del Ciello A, Maggi F, et al. Lung abnormalities at multimodality imaging after radiation therapy for non-small cell lung cancer. Radiographics 2011；31：771-89.
13) Johkoh T, Ikezoe J, Tomiyama N, et al. CT findings in lymphangitic carcinomatosis of the lung：correlation with histologic findings and pulmonary function tests. AJR Am J Rentogenol 1992；158：1217-22.
14) Gotway MB, Reddy GP, Webb WR, et al. High-resolution CT of the lung：patterns of disease and differential diagnoses. Radiol Clin N Am 2005；43：513-42.
15) Tamiya A, Endo M, Shukuya T, et al. Features of gemcitabine-related severe pulmonary toxicity：patients with pancreatic or biliary tract cancer. Pancreas 2009；38：838-40.
16) White DA, Camus P, Endo M, et al. Noninfectious pneumonitis after everolimus therapy for advanced renal cell carcinoma. Am J Respir Crit Care Med 2010；182：396-403.
17) Tamiya A, Naito T, Miura S, et al. Interstitial lung disease associated with docetaxel in patients with advanced non-small cell lung cancer. Anticancer Res 2012；32：1103-6.
18) Sakai F, Johkoh T, Kusumoto M, et al. Drug-induced interstitial lung disease in molecular targeted therapies：high-resolution CT findings. Int J Clin Oncol 2012；17：542-50.

13 肺癌 vs. 良性結節

楠本 昌彦

はじめに

　CTが汎用されるようになった現在では，肺結節の存在診断は容易である．一方，CTでみられる結節が，肺癌のような悪性腫瘍であるか，あるいは良性結節であるかの質的な診断は臨床的に極めて重要であるが，時に困難を伴うことがある．肺結節の診断には画像による診断の果たす役割が大きく，なかでもCT診断が重要である．本稿では，肺結節の質的な診断について基本的な事柄を理解したうえで，そのポイントについて例解し，さらに診断困難例や限界についても言及する．

CTの撮像および再構成条件

　肺に結節影がみられた場合，その部分を連続的な薄層スライス（通常は1mm程度）に再構成して観察すると，より詳細な形態情報が得られる．高分解能CT（high-resolution CT：HRCT）は，薄層スライスで，かつ高周波を強調したアルゴリズムで画像を作成することで得られる画像で，肺野条件で読影を行う．しかし一方で，後述する小さな石灰化の描出や造影CTでの結節内の造影効果をみるためには通常アルゴリズムで作成された縦隔条件の薄層画像も同時に作成して読影すると診断に寄与することがある．したがって，肺結節の精査のために薄層スライスを撮影した場合は，肺野条件のHRCTだけでなく，縦隔条件も作成して一緒に読影することが望ましい．

腫瘤の大きさと存在部位

　一般に結節の大きさが大きくなると，その病変は悪性腫瘍である可能性が高くなる．実際に3cmを超える良性の腫瘤病変に遭遇することは通常まれである．しかし，小さい結節は，良性腫瘍が多いかと言えば，必ずしもそうでない．胸部CTで肺全体をスクリーニングすることが容易になった現在では，小さい肺癌の発見が増えつつあるのがわが国の実情である．

　結節の存在部位が，結節の診断にも役立つ場合がある．結核や結核性肉芽腫が上葉S^1，S^2および下葉S^6に多いのはよく知られたことである．非喫煙者で，これらの部位に境界が比較的鮮明な小結節がみられた場合は，肉芽腫である可能性がやや高く，このことを念頭においたマネージメントが求められる（図1）．MAC（*Mycobacterium avium* complex）などの非結核性抗酸菌症は，右中葉，左舌区に気管支拡張を伴ってみられ，右上葉S^2，S^3にもMAC症による肉芽腫の結節が好発する[1]（図2）．

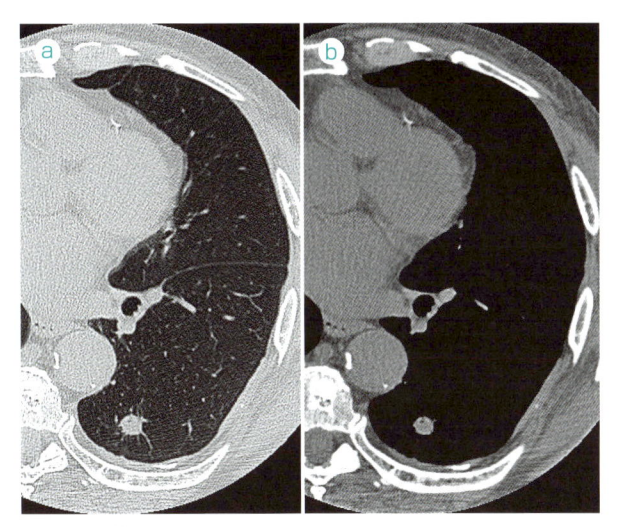

図1 肉芽腫

左肺下葉 S⁶ に境界明瞭で，辺縁は比較的平滑な結節を認める。辺縁にわずかな棘状の突起がみられるが疎である（ⓐ）。縦隔条件で結節内部はほぼ均一で，石灰化はみられない（ⓑ）。非喫煙者であること，部位と形状より肉芽腫の可能性が高いと診断し，2年間の経過観察で増大傾向のないことを確認した。

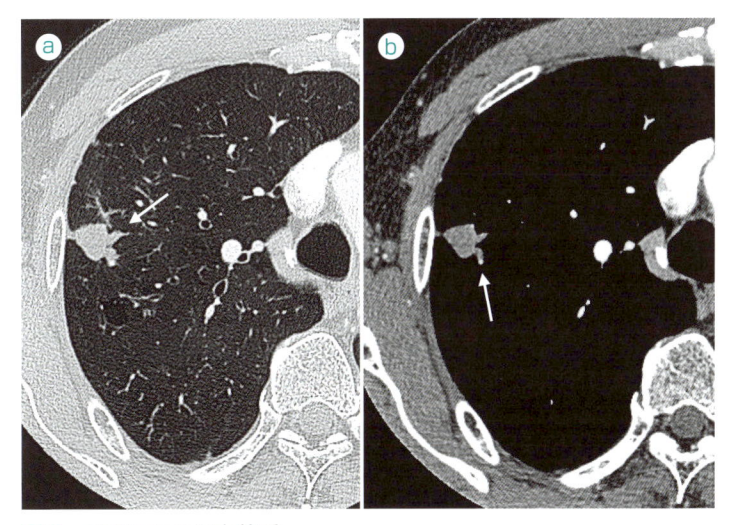

図2 MACによる肉芽腫

右肺上葉 S³ に境界明瞭で，辺縁は比較的平滑な結節を認める。結節に連続する気管支に粘液を貯めたと思われる拡張像がみられる（→）（ⓐ）。造影 CT の縦隔条件で結節内部はほとんど造影を受けず，結節辺縁部に石灰化がみられる（→）（ⓑ）。

単純 X 線写真で見られることはまれであるが，胸部 CT などで偶然に見つかる小結節病変として肺内リンパ節がある。肺内リンパ節は境界明瞭で辺縁平滑な小結節で，大きさは長径が 7, 8 mm 程度の大きさのものが圧倒的に多く，あまり大きなものはみられない。中葉，下葉の胸膜直下から胸膜から 1 cm 以内に多くみられるのが特徴である[2]。2, 3 個同時にみられるこ

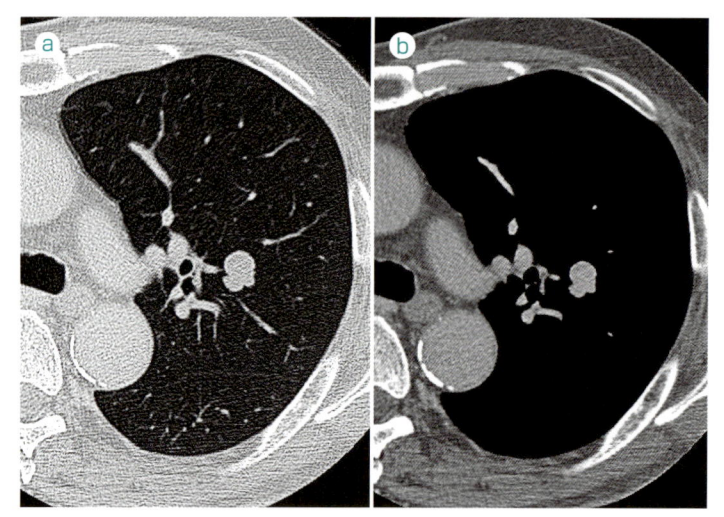

図3 大細胞神経内分泌癌
左肺上葉に境界明瞭で，辺縁が分葉状の結節を認める（ⓐ）。造影CTで結節内部はほぼ均一に造影されている（ⓑ）。

とがあり，この場合多発肺転移と診断されたり，肺癌の肺内転移と診断されたりすることがあり注意を要する。

腫瘤の辺縁の性状

結節の辺縁性状をみるにはHRCTが最も優れた画像診断法であり，また結節の辺縁部は時にその結節の病態をよく表すことがあり，画像診断上重要な因子である。

平滑な辺縁

境界明瞭で辺縁が平滑な結節は，多くの場合良性の腫瘍であることが多い。悪性の場合は原発性肺癌であることはむしろまれで，反対に転移性腫瘍は境界明瞭で辺縁平滑な性状を示す傾向にある。境界明瞭で辺縁平滑な性状を良性腫瘍は，過誤腫，硬化性血管腫などがあり，通常2, 3 cm程度の大きさのものが圧倒的に多い。低悪性度の腫瘍としてカルチノイドがある。過誤腫は後述するポップコーン状の石灰化や脂肪がみられれば比較的診断が容易であるが，脂肪や石灰化のみられない過誤腫も多く，この場合は良性腫瘍の可能性が高いという診断には至ることができても，それ以上の診断は難しい。一般に過誤腫は，造影CTでは強い造影は受けない。硬化性血管腫も境界明瞭で辺縁平滑な結節としてみられるが，特徴的な所見に乏しい。カルチノイドは境界明瞭で辺縁平滑な結節を示すが，CTで確認できるくらいの末梢の気管支の腫瘍による閉塞や圧排所見がみられることが多く，かつ造影CTで均一に造影されることが多いので診断に有効である。

分葉状の辺縁

境界明瞭でも辺縁がやや不整な結節の場合は悪性腫瘍が多く，また原発性肺癌の可能性も十分にある。辺縁が分葉状を示す場合，すなわち辺縁に凹凸がみられる場合は肺癌では扁平上皮癌，低分化腺癌，大細胞神経内分泌癌[3]（図3）や小細胞癌など喫煙者に多くみられる肺癌にしばしばみられる。逆に非喫煙者では，境界明瞭

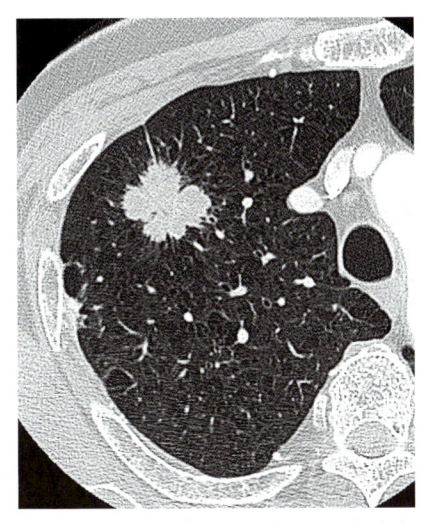

図4 辺縁にスピクラを持つ扁平上皮癌
右肺上葉に辺縁部にスピクラのある結節がみられ，辺縁全体としては分葉状でもある。周囲の肺は気腫状である。

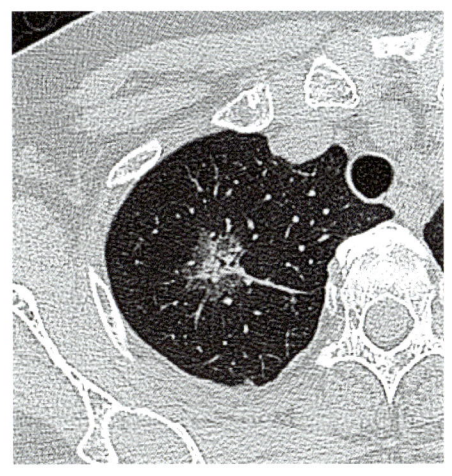

図5 辺縁がすりガラス影を示す高分化腺癌
右肺上葉に，辺縁部がすりガラス状影を示す淡い結節影がみられる。中心部にいくほど高吸収を示し，その中にエアー・ブロンコグラムがみられる。

で辺縁分葉状の原発性肺癌をみることはまれである。それ以外にもさまざまな転移性肺腫瘍でもみられる所見であるが，まれに過誤腫などの良性腫瘍や時に肉芽腫でも分葉状の辺縁を示すことがある。

スピクラ

境界不鮮明である結節には，さまざまな病態がありさまざまな悪性腫瘍や炎症性腫瘤がこの辺縁形状を示す。この中でもよく知られているのは，スピクラと呼ばれる結節辺縁部にみられる1 mm以上の細かい棘状の構造物である[4]。スピクラは結節状を示す腺癌の辺縁部でみられる所見としてよく知られているが，結節の辺縁全周にわたって観察できる例は実際そう多くはない。また肺末梢発生の扁平上皮癌の辺縁でも時にみられる[5]。特に肺気腫を合併している扁平上皮癌でみられる（図4）。実際にはまた結核性肉芽腫や器質化肺炎といった炎症性腫瘤でもスピクラのような形状の棘状の突起を認めることあるが，腺癌にみられるものと比べてやや疎

で太いことが多い（図1）。しかしスピクラ自身，癌に特異的な所見ではなく，むしろ診断に難渋する場合も少なくない。

すりガラス影

HRCT上で，結節の辺縁部のすりガラス影の有無とその性状についての情報は，診断を進めていくうえで極めて重要なことである。HRCT上のすりガラス影（ground glass attenuation：GGA）とは，CT上の淡い濃度上昇域で，その内部に肺血管や気管支などの既存構造が透見できる状態を指し，あくまでも陰影の性状を表しているに過ぎない[6]。しかし，結節の辺縁部がすりガラス影を示し，そのすりガラス影と正常肺との境界面が境界明瞭な場合は，病変の辺縁部が高分化腺癌である可能性が高く，診断に極めて有用である[7]（図5）。このような腺癌は内部の比較的充実性の部分でも気管支の透亮像を認めることが多く，これらの所見が合わさっていれば高分化腺癌の可能性がさらに高くなる。しかし丸い形状を示す肺炎が，治癒過程で周囲

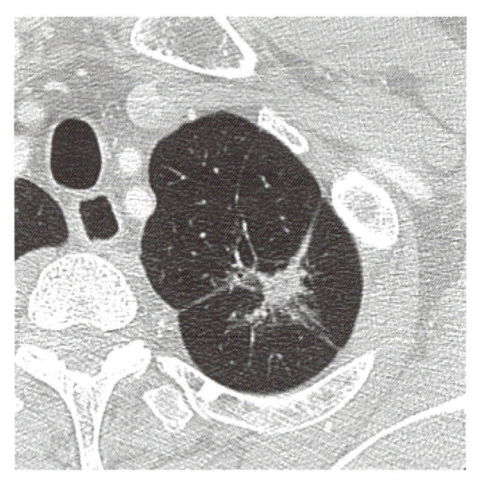

図6　歪な形状の腺癌
　左肺上葉に歪な形状の結節影がみられる。長い突起を有し，辺縁部の所々にすりガラス影がみられる。

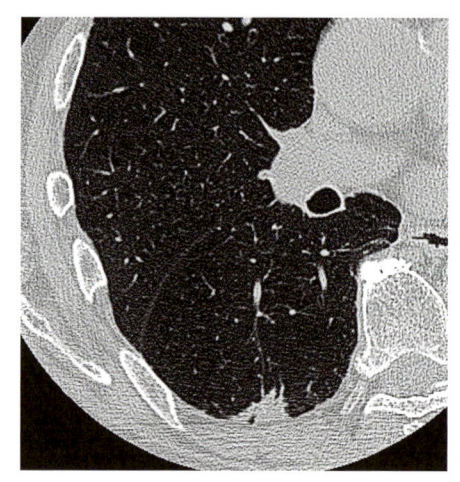

図7　楔状の形状の腺癌
　右肺下葉に楔状の形状の陰影がみられる。炎症症状がなく，過去のCTと比較して増大がみられたため腺癌を疑い，気管支鏡で確定診断を得た。

にすりガラス影を伴った結節としてみられることもあり，注意を要する。

　また周囲にすりガラス影を伴った腺癌の場合，丸い形状を示すとは限らず，不整形というか歪な形状を示すものもある（図6）。この場合は，周囲のすりガラス影は全周性でない場合が多いが，辺縁の一部にでもすりガラス影がみられることが特徴ともいえる。さらに楔状の形状を示す場合もあり，このような場合は器質化肺炎などの炎症性腫瘤との鑑別が困難である（図7）。辺縁部にすりガラス影を持つ腺癌は，非喫煙者でもよくみられる肺癌である。確定診断に至らない場合も多く，慎重な経過観察で，わずかな増大が観察された場合は腺癌の可能性が高く，開胸生検などを考慮する必要がある。

腫瘤の内部性状

　結節の内部構造については，HRCTといえども濃度分解能に限りがあるためさまざまな病理組織を細かく反映するには及ばない。CTにおいて明瞭にコントラストで識別できるのは，軟部組織，石灰化や骨，空気および脂肪である。多くの結節影は軟部組織濃度だけで構成されており，この場合それ以上の内部構造の情報を得ることは難しい。脂肪は結節影の診断には極めて限定的で，過誤腫のごく一部に脂肪を含むことがあることと，脂肪肉腫などでみられる程度に過ぎない。一方，石灰化は結節の画像診断には時に重要な役割を果たし，空気は結節内の含気を含んだ空気気管支像（エアー・ブロンコグラム）や空洞として一定の役割を果たす。

　肺の結節内に石灰化がみられることは，その結節が肉芽腫などの良性の腫瘤である可能性が高くなるので診断には重要である。結節内の小さな石灰化は，1cmスライスの縦隔条件では検出されないことがあり，結節内の小石灰化巣の描出には2mm以下の薄層スライスで標準的な関数で再構成された縦隔条件で読影することが望ましい。肉芽腫の石灰化はびまん性のものや中心部に位置するものが多いとされるが，辺縁部にみられるものもしばしばである[8]（図2）。過誤腫の石灰化は，ポップコーン様と称される

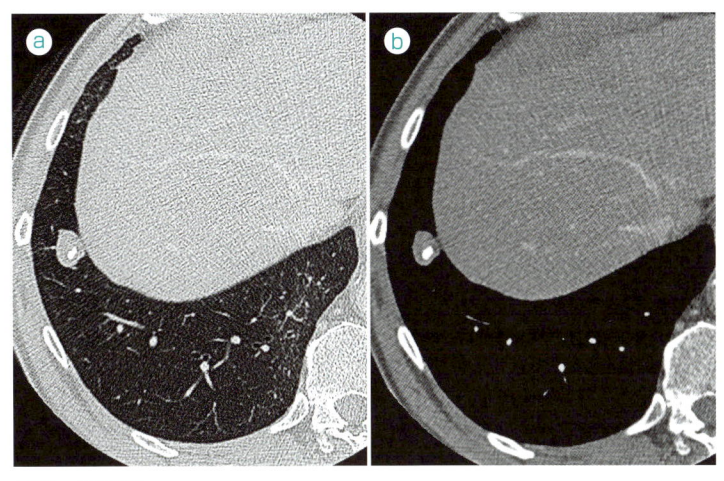

図8 過誤腫
右下葉に境界が明瞭な結節を認める（ⓐ）。縦隔条件で結節内部に粗大な石灰化を認める（ⓑ）。

比較的中心部にみられる粗大な石灰化影が特徴とされ，単純X線写真で約20％程度，CTでは約30％の症例でみられる[9]（図8）。CT上，腫瘤内部に脂肪が確認できることは極めてまれであるが，逆に脂肪を見つければほぼ確実に診断可能である。ただし，肺癌での病変内に小さな石灰化を認めることがあり，結節内に石灰化がみられることがただちに肺癌でないことを意味しないので，注意が必要である。

エアー・ブロンコグラムは，腫瘤や結節内に空気の入った気管支内腔が透見できる場合にみられる所見である。気管支を破壊することなく進展する高分化腺癌や細気管支肺胞上皮癌などで辺縁部のすりガラス状陰影とともにみられる[10]（図5）。器質化肺炎でも内部にエアー・ブロンコグラムを伴うことがあり，癌に特異度の高い所見ではない。結節状の器質化肺炎は，辺縁不整な結節影を示す点で肺癌と類似し，特に胸膜陥入像や結節内部にエアー・ブロンコグラムを伴う場合，比較的分化度の高い肺腺癌との鑑別が困難なことがある。HRCTで，結節によって末梢気管支の閉塞や高度狭窄が確認できる場合は，原発性肺癌である可能性が高く，ま

た気管支鏡によるアプローチで確定診断に至ることが期待できるので，結節に関連する細い気管支の読影は重要である（図9）。

腫瘤の造影所見

肺結節のCT診断は形態診断を主体に行うが，multidetector CT（MDCT）を用いたダイナミックCTにより，造影剤の急速静注後のCT値の経時的変化がある程度診断に有効である。特に，HRCTで鑑別診断が困難な充実性腫瘤の質的診断に有用であるが，病変が1cm未満の場合は正確なCT値の測定が困難である。ダイナミックCTの対象となるのは1cm以上で3cm以下の充実性の結節で，thin-section CT（スライス厚3mm以下）で造影剤の急速静注（2ml/sec）前後にCT値を計測する。造影前に結節中央のCT値を計測し，1分ごとに計測して，病変のCT値が15 HUより上昇しなければ良性の可能性が高いとされている[11]。

実際の臨床現場では，ダイナミックCTのよ

うに経時的に撮影を繰り返さなくても，造影剤の急速静注後1分程度の一相の画像のみでも造影効果の有無を知ることができ，比較的簡単に情報を得ることができる。一般に結節状の肺癌はよく造影されることが多いが（図3），壊死傾向の強い扁平上皮癌などでは辺縁部しか造影されず内部はほとんど造影されないので注意が必要である（図10）。同様に粘液産生性の腺癌でもほとんど造影されない。一方，乾酪壊死を持つような炎症性肉芽腫では内部がほとんど造影されないが（図2），器質化肺炎の一部や活動性のある炎症では，腫瘤内部が造影されることがあり，本法による診断にも限界がある。

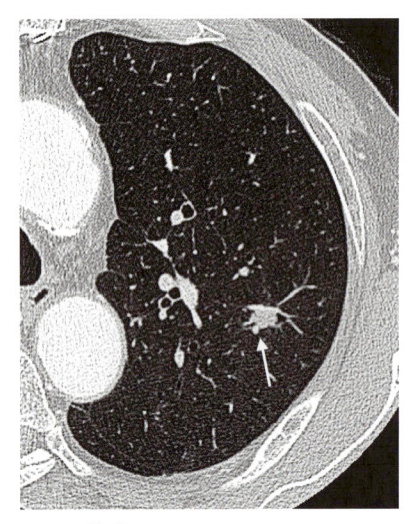

周囲の変化

結節そのものではなく，結節の周囲の画像所見に着目することで結節の診断やマネージメントに有効なことがある。具体的には，結節周囲の肺，胸膜，血管，気管支などに着目して読影することである。

結節周囲の変化で最も重要かつ臨床的意義があるのは，結節周囲の散布巣である。気管支原性に広がる小葉中心性の散布巣を伴っている場合は，炎症性腫瘤，特に結核や非結核性抗酸菌症による肉芽腫の可能性が高く，これらの疾患を念頭においたマネージメントが必要である。

図9　腺癌
　左肺上葉に小結節がみられる。この小結節に連続する気管支が結節によって閉塞している（→）。気管支鏡で腺癌の診断が確定した。

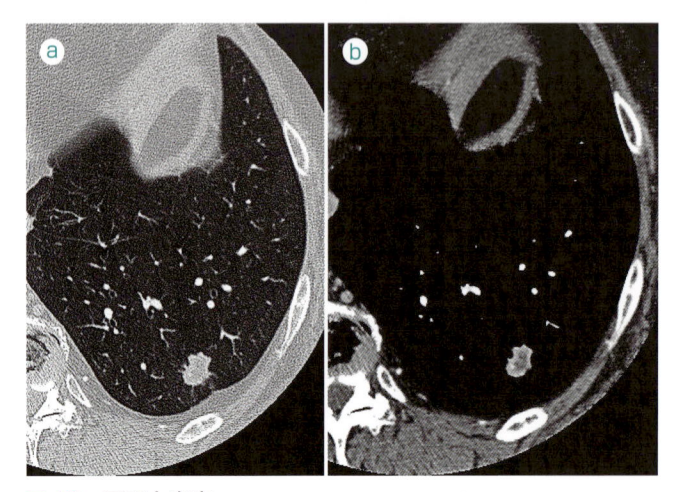

図10　扁平上皮癌
　左肺下葉に分葉状の辺縁を有する結節がみられる（ⓐ）。造影CTの縦隔条件で結節の辺縁部がよく造影されているが，内部はほとんど造影を受けていない（ⓑ）。壊死傾向の強い扁平上皮癌であった。

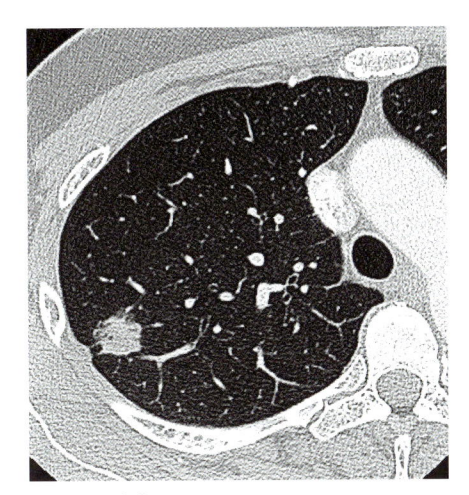

図11　腺癌
　右肺上葉に境界は比較的鮮明で，辺縁の一部にすりガラス影を有する結節がみられる。胸膜陥入像や血管の集中像もみられ，典型的な腺癌の画像所見である。

　胸膜陥入像は，結節が周囲組織を収縮させることによって起こる胸膜の腫瘍方向への部分的な偏位である。腺癌の多くで収縮性進展を示すことから胸膜陥入像がみられることが知られているが，炎症性腫瘤の治癒過程でも周囲の組織を引き込んで瘢痕収縮する場合は，同様の胸膜陥入像を示すため，腺癌に特異度の高い変化ではない（図11）。
　末梢肺血管の結節への収束像も肺腺癌にしばしばみられる所見であるが，病変が周囲の組織を巻き込んで収縮するという性質によるため，肺腺癌以外にも炎症性腫瘤でも起こり得る。肺静脈が腫瘍の中心部に入り込み，周囲から気管支と動脈が収束する場合は肺腺癌に多く，反対に気管支が腫瘍に中心部に入り込み，腫瘍の辺縁は肺静脈で境界される場合は炎症性腫瘤に多い，というX線断層写真時代からの古典的な読影法がHRCTでも役立つときがある。

おわりに

　肺結節のCT診断は，HRCTを連続的に再構成してこれらの辺縁性状や周囲との関連，石灰化の有無，造影程度などを読影することが重要である。これらの所見を組み合わせて総合的に診断することが大切である。また画像所見に加えて，喫煙歴を加味することは重要な因子で，特に重喫煙者（過去喫煙を含む）では，「迷ったら肺癌を疑う」という診断姿勢がよいと思われる。
　各種画像診断を駆使して丁寧な読影を行っても診断が困難な例もあり，侵襲的な検査に頼らざるを得ない局面もある。

鑑別診断のポイント

1. 境界鮮明で辺縁平滑な結節は良性腫瘍，転移性腫瘍に多く，原発性肺癌はまれ。
2. 辺縁にすりガラス状影がみられる場合は，肺腺癌の可能性が高い。
3. 結節内部に石灰化がみられる場合は，良性結節の可能性が高い。
4. 結節周囲に散布巣がみられる場合は，炎症性結節の可能性が高い。
5. 造影CTで結節内部がほとんど造影を受けない場合は，肺癌の可能性が低い。

【文　献】

1) Lynch DA, Simone PM, Fox MA, et al. CT features of pulmonary *Mycobacterium avium* complex infection. J Comput Assist Tomogr 1995；19：353-60.
2) Oshiro Y, Kusumoto M, Moriyama N, et al. Intrapulmonary lymph nodes：thin-section CT features of 19 nodules. J Comput Assist Tomogr 2002；26：553-7.
3) Oshiro Y, Kusumoto M, Matsuno Y, et al. CT findings of surgically resected larger cell neuroendocrine caricinoma of the lung in 38 patients. AJR Am J Roentgenol 2004；182：87-91.
4) Zwirewich CV, Vedal S, Miller RR, et al. Solitary pulmonary nodule：high-resolution CT and radiologic-pathologic correlation. Radiology 1991；179：469-76.
5) 徳田　均．肺野型扁平上皮癌のX線像と病理形態．肺癌 1990；30：963-72.
6) Hansell DM, Bankier AA, MacMahon H, et al. Fleischner Society：glossary of terms for thoracic imaging. Radiology 2008；246：697-722.
7) Suzuki K, Asamura H, Kusumoto M, et al."Early"peripheral lung cancer：prognostic significance of ground glass opacity on thin-section computed tomographic scan. Ann Thorac Surg 2002；74：1635-9.
8) Webb WR. Radiologic evaluation of the solitary pulmonary nodule. AJR Am J Roentgenol 1990；154：701-8.
9) Siegelman SS, Khouri NF, Scott WW Jr, et al. Pulmonary hamartoma：CT findings. Radiology 1986；160：313-7.
10) Kuriyama K, Tateishi R, Doi O, et al. Prevalence of air bronchograms in small peripheral carcinomas of the lung on thin-section CT：comparison with benign tumors. AJR Am J Roentgenol 1991；156：921-4.
11) Swensen SJ, Viggiano RW, Midthun DE, et al. Lung nodule enhancement at CT：multicenter study. Radiology 2000；214：73-80.

14 多発結節の鑑別診断：腫瘍？ 感染？ 肉芽腫？

坂井 修二

はじめに

 肺に多発結節がみられた場合の鑑別診断は，腫瘍，感染，血管性病変，肉芽腫性疾患と大変多岐にわたる．鑑別診断を行ううえで，患者の基礎疾患，経過，免疫状態，他臓器病変などが臨床的には大変重要である．所見としては，上方優位か下方優位か，胸膜側優位かといった分布と，空洞や石灰化などの内部性状などに注目する必要がある．さらに，結節以外の所見として，散布巣，気道の変化，周囲肺血管との関係，リンパ節腫大，胸水の有無などをチェックする必要がある．今回は，多発肺結節を来す可能性のある疾患を，腫瘍，感染，その他に分け鑑別診断のポイントを解説する．

転移・腫瘍

■ 転移

 悪性疾患の患者の外来経過観察中に多発肺結節が出現してきたら，通常は肺転移と診断して問題ないであろう．肺転移は，下方優位かつ胸膜側優位の分布が特徴で，その発育は膨張性である．ところが，時としてサイズが小さくても空洞を形成するものや，置換性増殖を示す転移がみられる[1]．前者では，粘液産生性の消化器癌や頭頸部癌からの転移が有名で，後者では小腸癌や膵臓癌からの転移が有名である[2,3]．また高齢者の頭皮に原発する血管肉腫の肺転移では，薄壁空洞のことが多いのが特徴的である（図1）．時として内部に air-fluid level を形成したり，結節周囲に halo を伴い，出血を思わせる[1]．また，肺の血管や気管支に沿って転移が起こると，転移巣は棍棒状や分枝構造を呈し，転移の診断が遅れることがあるので注意を要す．その中でも，気管支内転移を来す原発巣として有名なのは，腎癌，乳癌，大腸癌である．

■ 転移以外の腫瘍

 この範疇に含まれる代表疾患は，類上皮血管内皮腫（epithelioid hemangioendothelioma）とリンパ増殖性疾患である．いずれも画像的特徴はない[4,5]．類上皮血管内皮腫はまれな肺腫瘍であり，肺胞を置換するように発育し，しばしば血管内進展を示すため，以前は intravascular bronchioloalveolar tumor（IVBAT）と呼ばれていた．40歳以下の女性に好発する．数 mm から 2 cm 位の辺縁明瞭な結節が多発し，時として石灰化を伴う[4]．肝や脳にも同時に病変がみられることがあり，基礎に悪性疾患がない場合は，この疾患の可能性を考える．リンパ増殖性疾患では，近頃の話題として慢性関節リウマチ患者

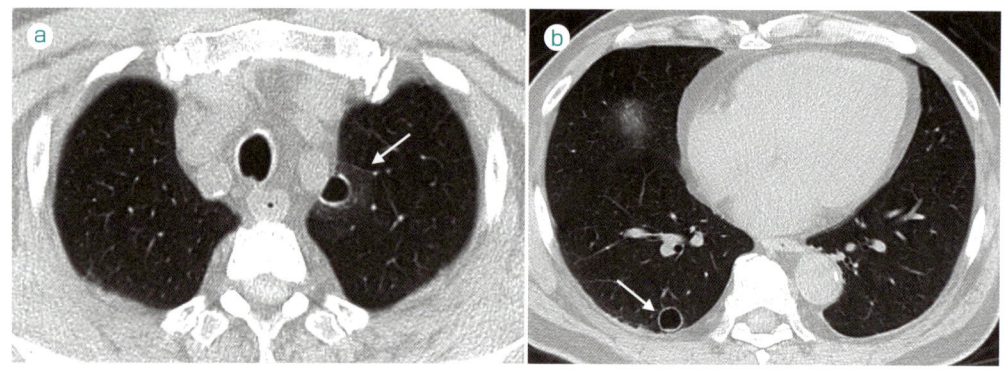

図1 70歳代，男性：頭皮血管肉腫の肺転移
ⓐⓑ胸部CT胸部肺の条件：左肺上葉に薄壁空洞の結節がみられ，周囲にhaloを伴っている。Haloは前方では，小葉間隔壁で境界されている（→）。ⓑ右肺下葉背側にやはり薄壁空洞の結節がみられる。VATSによる肺生検で血管肉腫の転移であることが証明された。

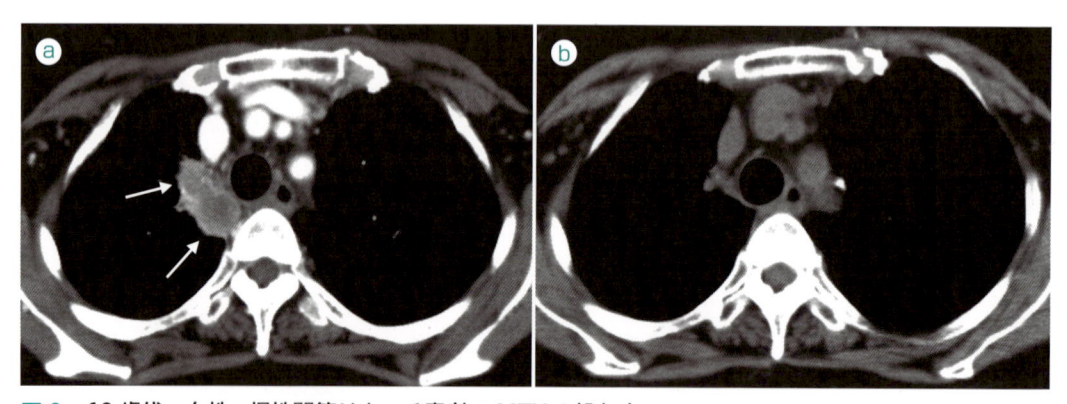

図2 60歳代，女性：慢性関節リウマチ患者でMTXの投与中
ⓐ胸部造影CT縦隔の条件：右肺上葉内側に増強を示す2個連なる結節がみられる。
ⓑMTX投与中止後2カ月後の胸部CT縦隔の条件：右肺の結節はほぼ消失した。

のメトトレキサート（methotrexate：MTX）治療中のリンパ増殖性疾患の報告が増加している（図2）。組織型としては，diffuse large B-cell lymphoma, Hodgkin lymphoma, mucosa associated lymphoid tissue lymphomaと多岐にわたる。この疾患を疑った場合はMTX投与を中止して短期間（4～8週）の経過観察が推奨されている[5)6)]。

感染症

真菌症

宿主の免疫状態にかかわらず臨床的に炎症所見があり，多発結節をみたら，まず鑑別診断に挙げられるのが真菌症である。クリプトコッカス症，アスペルギルス症，ムコール症，カンジダ症のいずれも多発結節の所見を呈し得る。こ

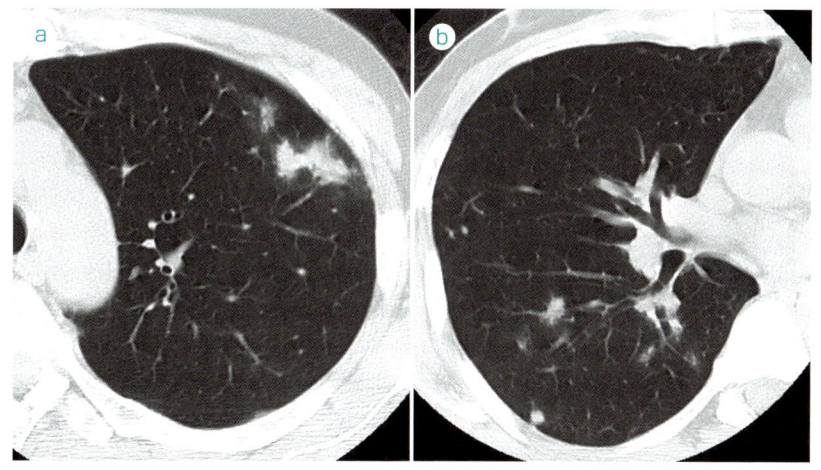

図3 60歳代，女性：基礎疾患のない患者に発症したクリプトコッカス症
　薄層CT肺の条件：両肺に多数の結節がみられる。不正形で辺縁不明瞭なものと，境界明瞭で充実性のものがみられる。血清学的にクリプトコッカス症と診断され，抗真菌薬の投与で改善した。

の中で，クリプトコッカス症は免疫能の低下がない健常人にもみられ，ほかの真菌症は通常何らかの原因により免疫能の低下がある宿主にみられる。クリプトコッカス症では画像で浸潤性病変，短結節，多結節のいずれのパターンも示す（図3）[7]。アスペルギルス症は，宿主の免疫状態によって侵襲性または非侵襲性アスペルギルス症となるが，多発結節を示すのは宿主の免疫状態が比較的良好なときの非浸潤性アスペルギルス症の場合である[8]。また，腫瘤内に菌球やメニスカスサインがみられた場合はまずこの疾患を疑う。ムコール症は免疫低下状態の宿主にみられる重篤な感染症である。感染後速やかに気管支壁を侵襲し，隣接する肺動脈内で増殖し，菌の増殖により出血性梗塞を来す。進行すると円形あるいは不整形の壊死性病巣や楔状の病巣となり，時として胸膜への侵襲もみられる[9]。カンジダ症では，大変多彩な所見を呈することが知られているが，多発結節はその一型である。特に，血液幹細胞輸血後の患者では多発結節が高頻度にみられるとの報告もみられる。この場合の結節は，辺縁明瞭で1 cm以上の結節が優位にみられたとも報告されている[10,11]。

抗酸菌感染

　本邦では常に念頭において診療にあたらないといけない病態であり，近年，海外からの渡航者や高齢者に高頻度にみられるようになってきている。結核の典型的所見は上肺優位の浸潤性病変，空洞病変であるが，宿主の免疫状態が比較的良好な場合に病変の辺縁が明瞭な結節や腫瘤を形成し，いわゆる結核腫の状態となる。治療後には石灰化を伴うこともしばしばである。特に重要な鑑別ポイントは，主病変の周囲に散布巣がみられれば，抗酸菌感染を強く疑う。非結核性抗酸菌症で頻度の高い*Mycobacterium avium* complex（MAC）症の鑑別ポイントは，中葉と舌区の浸潤病変と気管支拡張とその周囲の浸潤性病変である。非結核性抗酸菌症の中で*M. kansasii*は，上肺優位に分布する薄壁の空洞病変を呈することが多く，結核症との鑑別が難しい（図4）[12]。

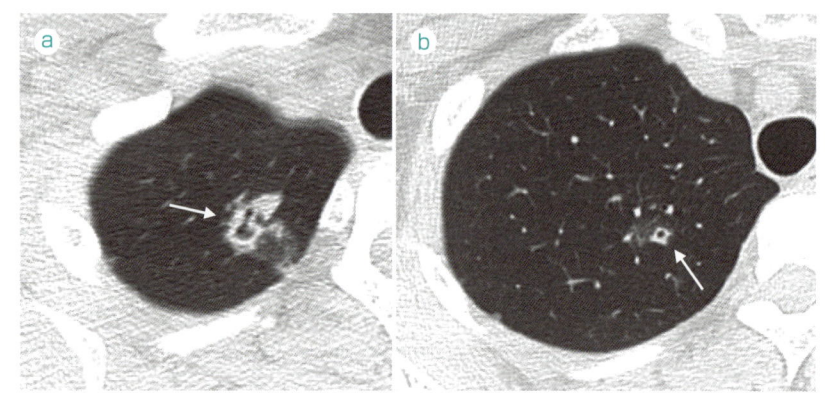

図4 40歳代，女性：*M. Kansasii* による肺結節
薄層CT肺の条件：右肺尖に多発空洞結節がみられ，周囲肺に散布巣伴っていた（→）。所見からは結核を疑ったが細菌学的に *M. kansasii* と診断された。

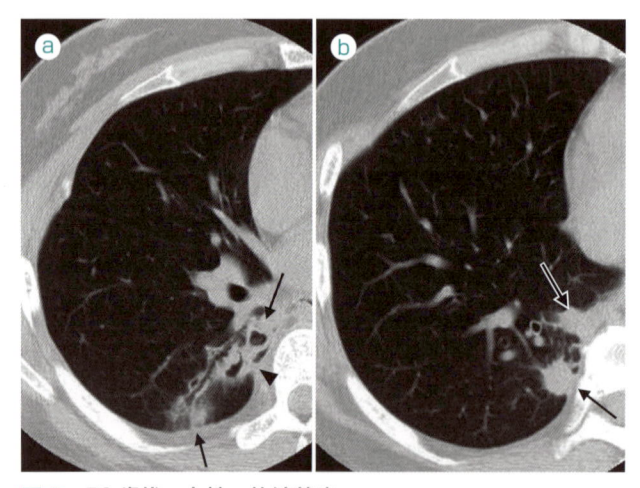

図5 50歳代，女性：放線菌症
薄層CT肺の条件：右肺下葉の胸膜側に不整形の多発結節がみられ，空洞を伴っている（→）。下方の結節の辺縁には spicula がみられ，上方の結節には胸膜陥入がみられた（▶）。抗菌薬に反応せず増大傾向がみられたため切除され，組織学的に放線菌症と診断された。

ノカルジア症，放線菌症

両者は細菌の種類としても近い存在であるが，肺に感染したときの所見も大変似ている。ノカルジア症は主に宿主の免疫能が低下した状態で感染する日和見感染だが，時として健常者にもみられる。放線菌症は，う歯，歯周病，糖尿病や慢性肺疾患を基礎疾患として認めることが多いが，免疫能の低下がない健常者にも発症する。いずれも慢性の経過をとることが多い。画像所見としては，区域性もしくは非区域性のコンソリデーションや多発結節がみられる[13)14)]。結節は時として空洞を伴う。病変は胸膜と接して存在することが多く，CTでは，隣接する胸膜が肥厚していることもしばしばである（図5）。胸壁への浸潤をみる場合もある。また，ノカルジア症は敗血症や脳膿瘍を合併する

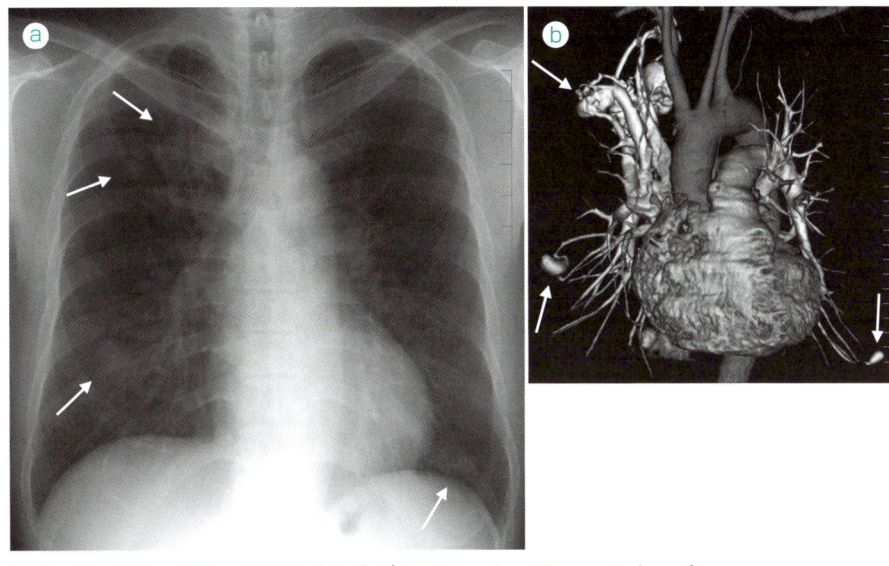

図6 50歳代，男性：脳梗塞の既往があるRendu-Olser-Weber病
ⓐ胸部単純X線撮影：両肺野に多発結節がみられる（→）。右上肺野内側では，束状の索状構造がみられ，血管性病変と疑わせる。
ⓑ3D-CT：両肺の結節に一致して動静脈瘻・奇形が描出される（→）。

その他の疾患

　血管性，外傷性，肉芽腫性疾患のさまざまな原因の疾患が鑑別の対象となる。まず血管性では，多発肺動静脈瘻を来すRendu-Osler-Weber病が有名である。CTでは流入動脈と流出静脈が連続するため鑑別は容易である。最近はCT画像をモニターでコマ送りで観察するため，流入動脈と流出静脈との連続性が確認しやすく診断が容易になった（図6）。敗血症性肺塞栓症は，基礎に敗血症があり臨床的に炎症所見がみられるため，肺膿瘍との鑑別が難しい（図7）[15)16)]。敗血症性肺塞栓症では，菌塊が肺動脈の末梢で塞栓を起こすため，胸膜側に病変が分布し，造影で近位側の肺動脈に栓塞が証明されることも多い。抜歯後であるとか，心臓疾患を合併していないかなどが鑑別のポイントとなる。画像で敗血症性肺塞栓症を疑ったら，心臓超音波検査で疣贅を確認することが重要である。肉芽腫性疾患では，出会う頻度が高いのはサルコイドーシスである。多発結節を示す症例では，galaxy signが鑑別のポイントである[17)]。薄層CTにより結節が粒状結節の集合体として描出される場合には本疾患を疑う。Granulomatosis with polyangitis（GPA）では副鼻腔炎や腎病変の有無がいずれも鑑別ポイントとなる。画像所見としては，胸膜側に分布する結節で，高頻度に不整な壁を有す空洞を伴う。結節に肺血管が連続することもよくみられる所見である（図8）。不正な辺縁を有し，造影で増強される場合は，肺癌との鑑別診断が困難なこともある[18)19)]。

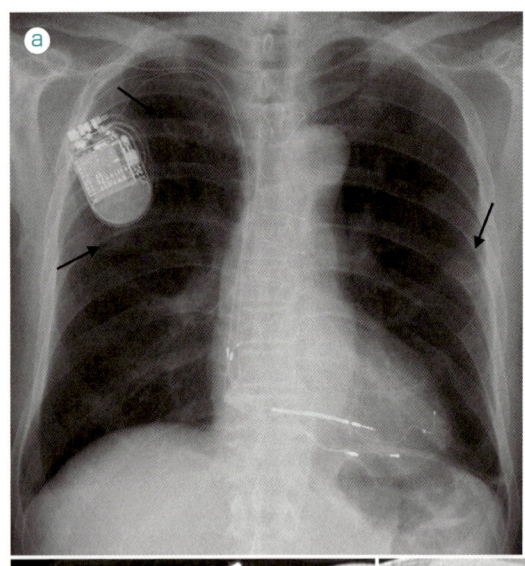

図7　60歳代，男性：敗血症性塞栓症
ⓐ胸部単純X線撮影：右鎖骨下静脈からペースメーカーのリードが挿入されている。両側肺野には多発結節がみられる（→）。
ⓑ，ⓒ高分解能CT：両肺の胸膜側に空洞を伴う不整形の結節がみられ，左肺の結節は特に胸膜と広範囲で接している。血液培養でAcinetobacter baumanniiが証明され，リードの感染が確認された。

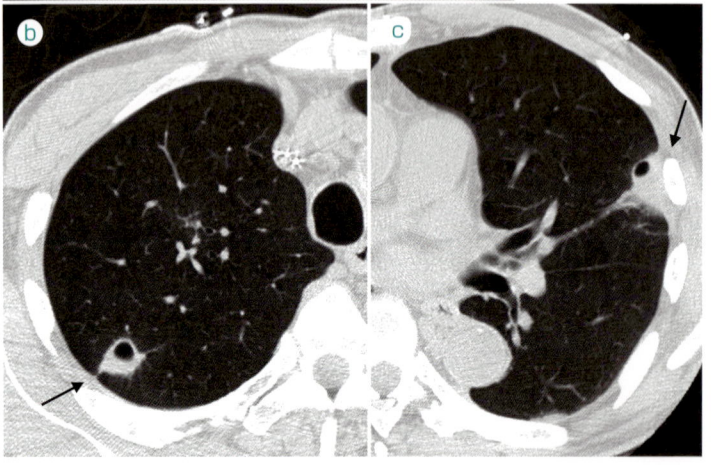

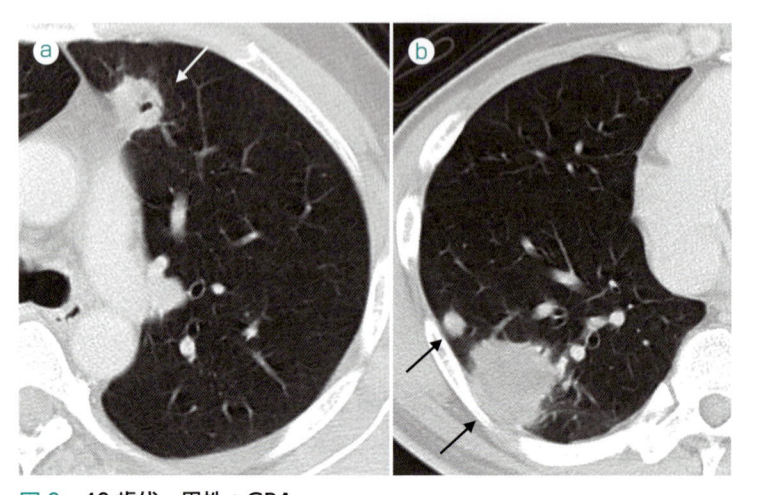

図8　40歳代，男性：GPA
薄層CT肺の条件：両肺の胸膜と接する部位に，多発結節がみられ（→），左肺の結節は空洞を伴っている。

鑑別診断のポイント

1. 肺多発結節の鑑別診断は多岐にわたり，疾患の範疇としても，腫瘍，感染症，血管性病変，肉芽腫性疾患など大変広範である．鑑別診断では，結節の局在，空洞や石灰化の有無，経過での所見の変化に注目する．

2. 肺転移は下方優位かつ胸膜側優位の分布が特徴で，その発育は膨張性であるが，時としてサイズが小さくても空洞を形成するものや，置換性増殖を示すものがみられる．

3. 炎症所見がある患者に多発結節をみたら，まず真菌症を考える．クリプトコッカス症は健常人にもみられるが，ほかの真菌症は通常免疫能の低下がある患者にみられる．免疫状態により所見が異なるので注意を要す．

4. 結核は上肺優位の浸潤性病変や空洞病変が特徴であるが，免疫状態が良好な患者では辺縁明瞭な結節や腫瘤を形成し，いわゆる結核腫の状態となる．非結核性抗酸菌症の中で *M. kansasii* は，上肺優位に分布する薄壁の空洞病変を呈することが多く，結核症との鑑別が難しい．

5. ノカルジア症は免疫能低下患者に，放線菌症は免疫能の低下がない健常者にも発症し，いずれも慢性の経過をとる．いずれの結節も時として空洞を伴い，胸膜と接して存在することが多く，胸壁や縦隔への浸潤をみる場合もある．

【文 献】

1) Seo JB, Im JG, Goo JM, et al. Atypical pulmonary metastases：spectrum of radiologic findings. Radiographics 2001；21：403-17.
2) Okafuji T, Sakai S, Yoshimitsu K, et al. Pulmonary metastasis from pancreatic cancer：a case showing biphasic radiological and histological patterns. CMIGExtra：Cases 2004；28：68-71.
3) Gaeta M, Volta S, Scribano E, et al. Air-space pattern in lung metastasis from adenocarcinoma of the GI tract. J Comput Assist Tomogr 1996；20：300-4.
4) Kim EY, Kim TS, Han J, et al. Thoracic epithelioid hemangioendothelioma：imaging and pathologic features. Acta Radiol 2011；52：161-6.
5) Hare SS, Souza CA, Bain G, et al. The radiological spectrum of pulmonary lymphoproliferative disease. Br J Radiol 2012；85：848-64.
6) Salloum E, Cooper DL, Howe G, et al. Spontaneous regression of lymphoproliferative disorders in patients treated with methotrexate for rheumatoid arthritis and other rheumatic diseases. J Clin Oncol 1996；14：1943-9.
7) Murayama S, Sakai S, Soeda H, et al. Pulmonary cryptococcosis in immunocompetent patients：HRCT characteristics. Clin Imaging 2004；28：191-5.
8) Aquino SL, Kee ST, Warmock ML, et al. Pulmonary aspergillosis：imaging findings with pathologic correlation. AJR Am J Roentgenol 1994；163：811-5.
9) McAdams HP, Rosado de Christenson M, Strollo DC, et al. Pulmonary mucormycosis：radiologic findings in 32 cases. AJR Am J Roentgenol 1997；168：1541-8.
10) Buff SJ, McLelland R, Gallis HA, et al. Candida albicans pneumonia：radiographic appearance. AJR Am J Roentgenol 1982；138：645-8.
11) Franquet T, Müller NL, Lee KS, et al. Pulmonary candidiasis after hematopoietic stem cell transplanta-

tion：thin-section CT findings. Radiology 2005；236：332-7.
12) 佐々木結花. *Mycobacterium kansasii*. 日胸 2004；63：176-8.
13) Buckley JA, Padhani AR, Kuhlman JE. CT features of pulmonary nocardiosis. J Comput Assist Tomogr 1995；19：726-32.
14) Cheon JE, Im JG, Kim MY, et al. Thoracic actinomycosis：CT findings. Radiology 1998；209：229-33.
15) Cook RJ, Ashton RW, Aughenbaugh GL, et al. Septic pulmonary embolism：presenting features and clinical course of 14 patients. Chest 2005；128：162-6.
16) Dodd JD, Souza CA, Müller NL. High-resolution MDCT of pulmonary septic embolism：evaluation of the feeding vessel sign. AJR Am J Roentgenol 2006；187：623-9.
17) Marchiori E, Zanetti G, Barreto MM, et al. Atypical distribution of small nodules on high resolution CT studies：patterns and differentials. Respir Med 2011；105：1263-7.
18) Martinez F, Chung JH, Digumarthy SR, et al. Common and uncommon manifestations of Wegener granulomatosis at chest CT：radiologic-pathologic correlation. Radiographics 2012；32：51-69.
19) Lohrmann C, Uhl M, Kotter E, et al. Pulmonary manifestations of wegener granulomatosis：CT findings in 57 patients and a review of the literature. Eur J Radiol 2005；53：471-7.

15 胸膜肥厚・腫瘤の鑑別はどこでするのか？
―石綿関連胸膜病変の鑑別を中心に―

加藤 勝也

はじめに

　胸部単純X線写真やCTなどを主とした画像診断に際し，胸膜肥厚所見を認めた場合，良性か悪性か，腫瘍性か非腫瘍性かを鑑別する必要が生じる。その鑑別のポイントを示すことが本稿の目的であるが，炎症性から腫瘍性までさまざまな胸膜肥厚病変を呈するモデルとして，石綿関連胸膜病変がある。まずは石綿関連胸膜病変における，良性・悪性病変の所見について，その鑑別点を述べ，それに基づいて一般的な良悪胸膜病変の鑑別を示していく。

　石綿関連胸膜病変としては，次のような疾患が挙げられる。まず良性病変として，胸膜プラーク，良性石綿胸水，びまん性胸膜肥厚があり，悪性病変としては中皮腫がある。まずは，これら石綿関連胸膜疾患について，画像的にどのように鑑別していくべきなのか以下に示していくこととする。

胸膜プラーク

　胸膜プラークは胸膜肥厚斑または限局性胸膜肥厚とも呼ばれる。胸膜プラークは石綿以外の鉱物でも生じ得るが，現在の日本には石綿以外は存在しない。よって事実上わが国において は，胸膜プラークは石綿曝露に特異的所見と考えてよい。画像による胸膜良悪病変の鑑別の際に，胸膜プラークは特異的所見を呈し，また日常診療で遭遇する機会も意外に多く，その所見に精通しておく必要がある。

　胸膜プラークは石綿低濃度曝露によっても生じるため，環境曝露や傍職業性曝露でも生じることがあり，明確な石綿の職業性曝露歴を認めないこともままある。一般的には石綿曝露から少なくとも10年以上経過して生じ，以後時間の経過とともに徐々に増大する[1]。胸膜プラークは限局性，板状の胸膜肥厚であり，その大部分は壁側胸膜に生じる。厚みは1mm以下のものから10mm以上のものまであり多彩であるが，1〜5mm程度の厚さのものが多い。好発部位としては胸壁背外側第7〜10肋骨レベル，前外側6〜9肋骨レベル，横隔膜ドーム部，傍椎体領域などが知られており，肺尖部や肋骨横隔膜角部には通常みられない[2]。石灰化の頻度は10〜15％程度とされおり，石綿曝露から20年程度経って出現し，時間の経過とともに石灰化を伴う頻度が増加するといわれている[3]。

　胸部CTではプラークは限局的な板状胸膜肥厚として描出される。2〜3mm程度以上の厚みを持った病変であれば明瞭に描出可能である（図1）。筋肉よりもやや高吸収を呈し，厚みが1〜2mm以下のような薄いプラーク症例（図2）では診断に迷うこともあるが，3mm以上の厚みを持つような病変で前記のような好発部位に

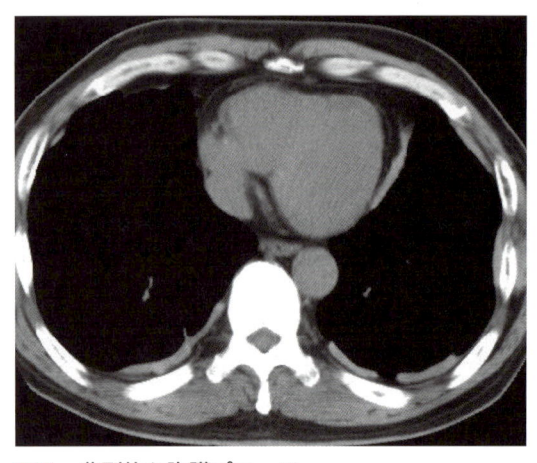

図1 典型的な胸膜プラーク
70歳代男性（単純CT）：比較的厚い限局的な板状の胸膜肥厚を認める。典型的な胸膜プラークの所見である。内部均一で，筋肉よりやや高吸収である。

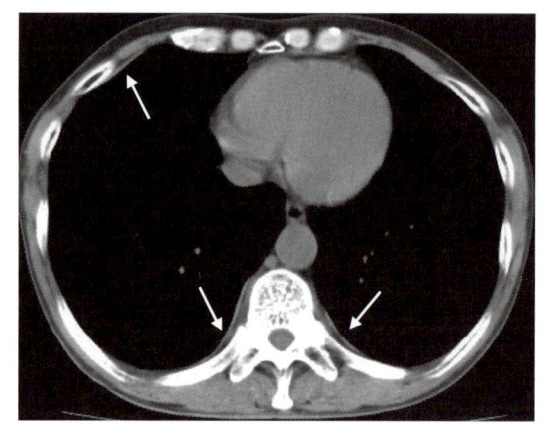

図2 薄い胸膜プラーク
60歳代男性（単純CT）：傍椎体部や前外側部など好発部位に多発する薄い胸膜プラークを認める。やはり限局状，板状の胸膜肥厚で筋肉に比し同程度からやや高吸収である。

多発している場合には，ほかの胸膜病変と迷うことなく画像のみで診断可能である[4]。胸膜プラークは長期の経過で石灰化を来すが，石灰化を伴う胸膜肥厚を呈し鑑別が必要となる病変として，陳旧性結核性胸膜炎がある。鑑別点であるが，通常結核性胸膜肥厚は片側性で比較的広範に及ぶ肥厚であり石灰化が臓側胸膜側にも生じる（図3）。これに対し胸膜プラークの石灰化は全層にわたって生じる症例もあるが，特に厚みのある症例では壁側胸膜側に部分的な石灰化を生じることが陳旧性結核性胸膜炎との重要な鑑別点となる[5]（図4）。

またプラークの厚さが1cmを超えるような症例，かなり左右差がある症例や，さらには完全に片側性の症例，葉間胸膜にもプラークを認める症例なども頻度は低いが存在することを念頭におく必要がある。いずれも胸膜中皮腫や胸膜播種が鑑別を要する悪性疾患となる。まず，1cmを超えるような厚いプラークについてであるが，中皮腫をはじめとする腫瘍性病変との鑑別点は，造影効果の有無である。プラークは硝子化病変で造影効果をほとんど伴わない。これに対し腫瘍である中皮腫やその他腫瘍性病変では造影効果を認める[6]。また，中皮腫では形態的に板状というよりも結節状を呈している。しかし，結節状の形態を呈するプラークも時にあり（図5），この鑑別は意外に難しい。またFDG-PETで集積を認めれば，限局的な胸膜肥厚の場合腫瘍性病変の可能性が高くなる[7]（図6）。胸膜プラークは通常壁側胸膜に生じるとされるが，まれに臓側胸膜にも生じ，その場合葉間胸膜にも生じ得る（図7）。通常は葉間胸膜にプラークを生じるような症例では，その他部位にはっきりとしたプラーク所見を認めることが多く，また中皮腫や癌性胸膜炎のように胸水を伴わない症例が大部分である。さらに数年の経過でほとんど変化しない。基本的なことであるが，経過観察における増大の有無というのは重要な所見であり，良悪の鑑別に悩む際には経過観察するというのは1つの有効な選択肢である。ただ，胸膜中皮腫の場合まれに1週間単位で急速増大を認めるような症例があり，経過観察する場合には，まずはあまり期間をあけずに急速進行性の病変ではないことを確認しておくべきである。

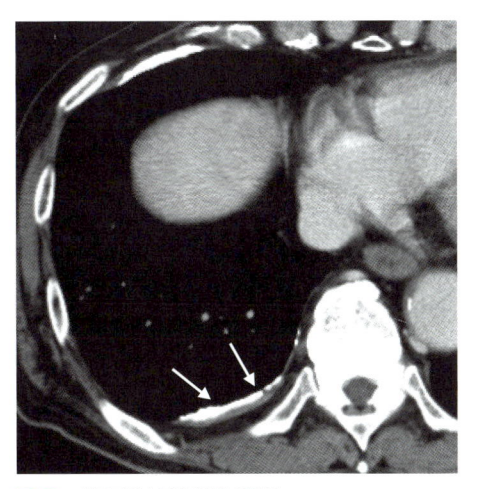

図3　陳旧性結核性胸膜炎

70歳代女性（単純CT）：右側胸膜肥厚を認め，石灰化を伴っているが，後で示す胸膜プラークの症例と異なり，臓側胸膜側に沿った石灰化所見を認める（→）。

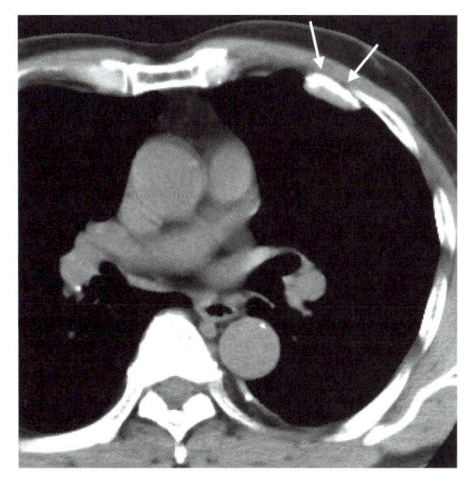

図4　石灰化胸膜プラーク

80歳代男性（単純CT）：左前側に厚い胸膜プラークを認める。石灰化を伴っているが先ほどの陳旧性結核症例と異なり壁側胸膜側に石灰化所見を認める（→）。

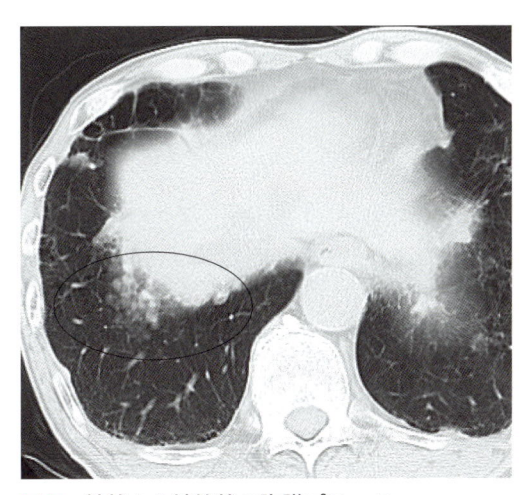

図5　粒状から結節状の胸膜プラーク

70歳代男性（単純CT肺野条件）：右横隔膜上に小粒状影から結節影が集簇したような形態の胸膜プラークを認める。その他にも両側横隔膜上，左背側など多発胸膜プラークを認める。

胸膜中皮腫

中皮腫は胸膜，心膜，腹膜，精巣鞘膜などに生じ，胸膜が最も頻度が高い。80〜90％程度以上が石綿曝露によるものとされており，低濃度曝露でも生じ，曝露後40年程度経て発症することが多いが，10年程度で発症する例もある。大部分の症例で胸水を伴う。発見時に胸水を認めない症例も時に存在するが，そのほとんどで経過中に一度は胸水を合併するとされる[8]。予後は非常に悪く上皮型中皮腫は12カ月，肉腫型は6カ月程度で2年生存率が30％程度である[9]。

胸膜中皮腫の典型的CT像は片側性胸水，広範なびまん性の不整結節状胸膜肥厚像である。典型例では患側胸郭の容量は低下し，胸膜はびまん性に厚く不整に肥厚し，肺を環状全周性に取り巻き，葉間胸膜にも進展する（図8）。びまん性不整胸膜肥厚を呈する頻度が高いが，時には胸膜肥厚が目立たず，多発腫瘤を形成するような症例もある（図9）。われわれが行った胸膜中皮腫211例の診断確定時CT所見の検討では，先に示したような典型的な悪性所見を呈する例が78％程度と大部分を占めた[10]。しかし注意すべき点は，残りの22％では画像上胸膜不整をまったく伴わないか，良性胸膜病変も十分考え

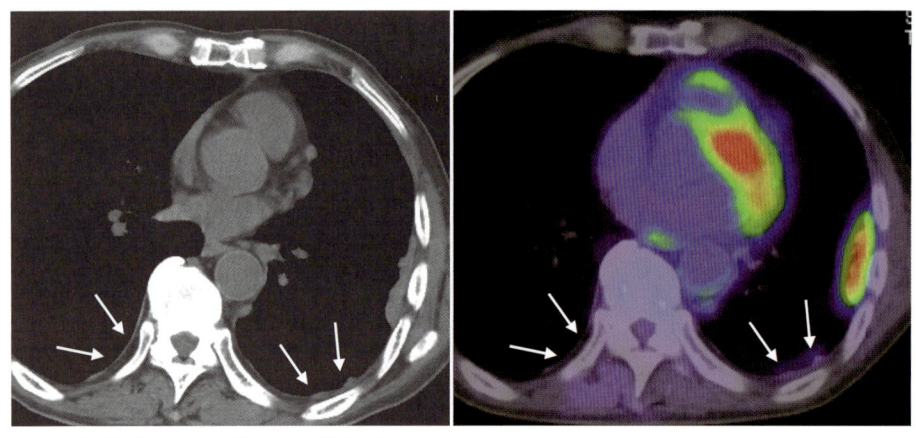

図6 胸膜プラークを伴う中皮腫症例
　70歳代男性（単純CT，FDG-PET/CT）：左側胸部の中皮腫病変にFDG-PETの集積を認めるが，胸膜プラーク（→）には集積を認めない。

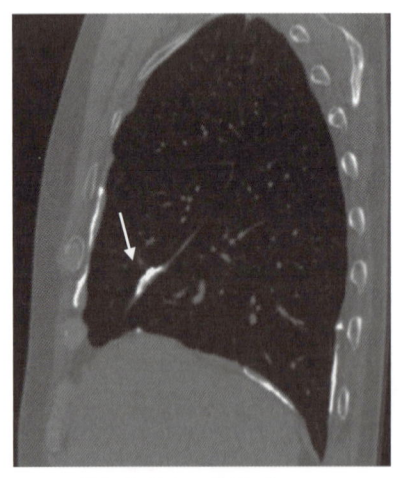

図7 葉間胸膜上の胸膜プラーク
　80歳代男性（単純CT矢状断像）：横隔膜上や背側に石灰化胸膜プラークを認めるが，葉間胸膜にも同様の石灰化を伴う板状の形態を呈する胸膜プラークを認める。

られる程度の軽度胸膜肥厚所見しか示さなかったということで，画像診断の限界として常に念頭においておく必要がある。

　これらのことを踏まえて，胸膜中皮腫の早期診断のポイントについて述べる。まず胸膜中皮腫早期例は原因不明の胸水で発見される場合が多いが，原因不明の胸水の鑑別診断としては，胸膜中皮腫以外に良性病変として，結核性胸膜炎，良性石綿胸水，膠原病関連胸水などが挙がる。悪性病変としては癌性胸膜炎が挙げられる。これらの鑑別にはまず，胸水穿刺を行い性状のチェックと細胞診を施行し，さらに胸水中のヒアルロン酸値，ADA値などを臨床的に検討することになるが，画像診断に主に求められるのは，良性と悪性の鑑別である。胸部CTにおいて胸膜病変の良悪性の鑑別点として挙げられている所見として，結節状や腫瘤状胸膜肥厚，環状胸膜肥厚（図10），1 cm以上の胸膜肥厚，縦隔胸膜肥厚（図11）がある。これらの所見が多く認められるほど悪性疾患が疑われるが，悪性病変であっても半数程度でしかこれらの所見は認められないともしている[11]。上述のわれわれの検討でも胸膜中皮腫症例の22％程度は，診断確定時のCT所見で良性胸膜病変と鑑別困難であった。これに関して，臨床的によく遭遇する肺癌胸膜播種などの癌性胸膜炎を例に考えるとわかりやすい。癌性胸膜炎でも中皮腫と同様に，その画像診断に際しては胸膜に播種を疑う不整像があるかどうかに注目するが，画像的に胸膜不整を認めないが，胸水穿刺で悪性細胞を認めたり，手術時に肉眼的に播種病変を認めるという経験は，それほどまれなことで

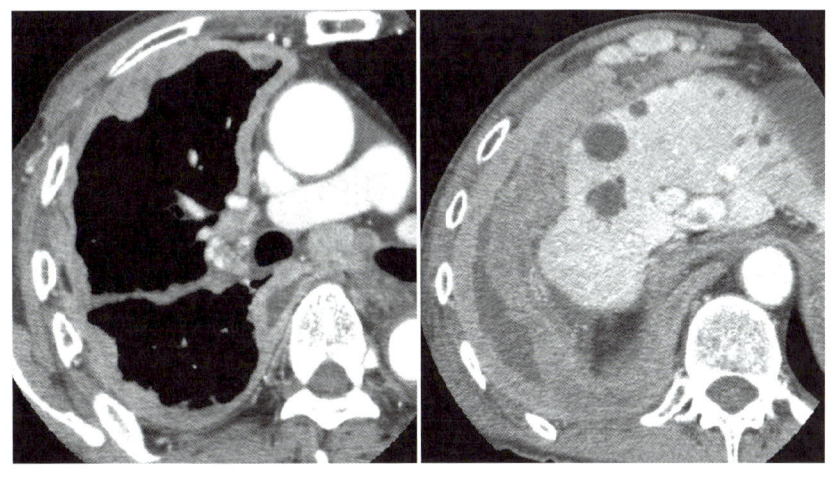

図8 胸膜中皮腫典型例
　60歳代男性（造影CT）：胸部CTで胸水とびまん性全周性の不整胸膜肥厚像を認め，葉間胸膜にも病変が及んでいる。典型的胸膜中皮腫の所見である。

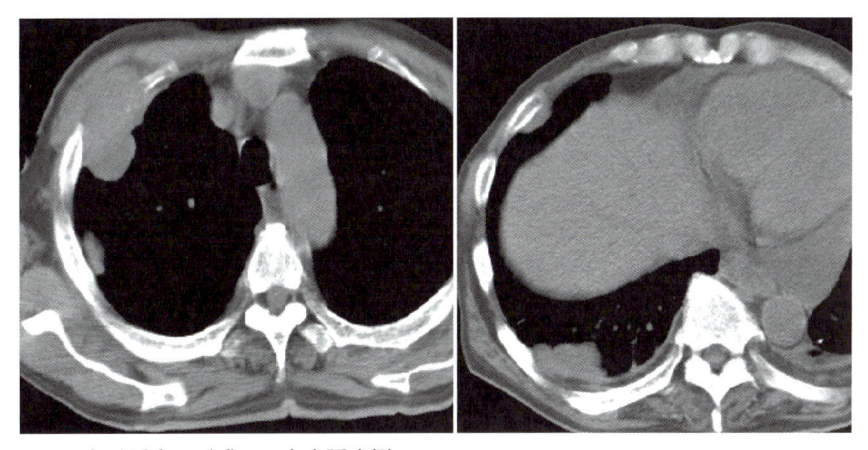

図9 多発腫瘤を形成した中皮腫症例
　80歳代男性（単純CT）：右前胸壁に限局的に腫瘤形成を認め，胸壁に深く浸潤している。このほかにも多発胸膜腫瘤を形成しており，右肺底部の腫瘤も胸壁に軽度浸潤している。

はない。胸膜中皮腫も同様で，前述の検討でも示したように，進行すればCT上で明らかに悪性を疑う高度の胸膜不整像を認めるが，初期像は非特異的なごく軽度の胸膜不整であり，時には画像上明らかな不整を認めない症例も存在する。

　このように画像上不整所見を捉えることができないという状況は画像診断の限界であるが，その後の治療ということを考えると，早期診断が大切なのはいうまでもない。早期診断するには，この悪性所見がない段階で悪性胸膜病変と診断することが重要である。すなわち，原因不明の胸水が続く症例では，画像での悪性所見の有無にとらわれすぎないことが大切である。まず胸水細胞診での良悪の鑑別を目指し，さらに胸水の性状，ADA値，ヒアルロン酸値なども含め，その他，胸水中腫瘍マーカーも参考にする。これらを総合的に判断し，悪性が除外できない

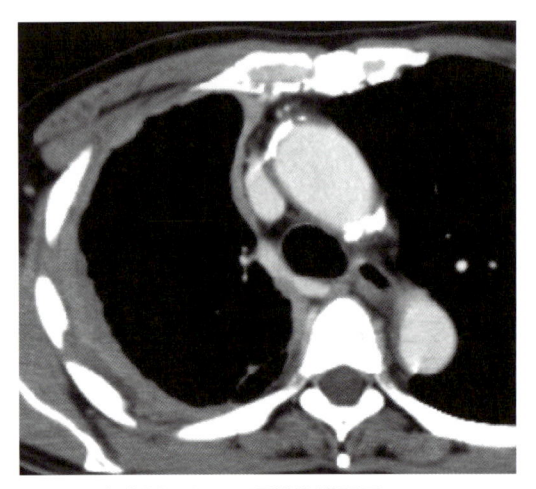

図10　中皮腫における環状胸膜肥厚
　60歳代男性（造影CT）：右胸腔を環状に取り巻くような不整胸膜肥厚を認め，中皮腫に典型的な所見である。

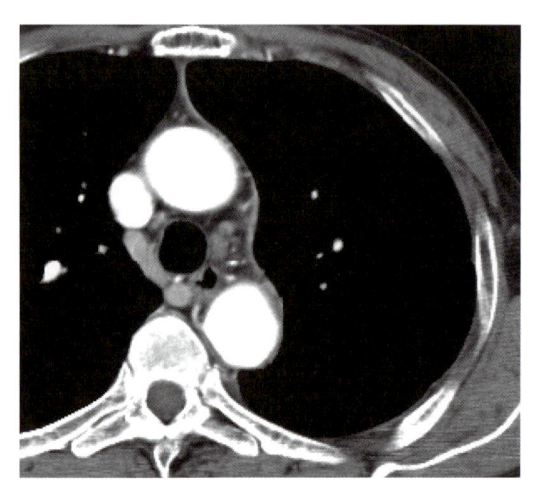

図11　中皮腫における縦隔側胸膜不整
　60歳代男性（造影CT）：縦隔側胸膜に広範囲肥厚所見を認める。凹凸不整は目立たないが，良性胸膜病変ではあまりみられない所見で，悪性胸膜病変，特に中皮腫を疑う所見である。

ということであれば，積極的に胸腔鏡下の観察・生検も検討する必要がある。CTを主とした画像診断で悪性所見を認めないことを悪性ではない根拠として経過観察され，かなり悪性病変が進行し，診断時の病期が上がったという症例を時にみることがあり注意を要する。かといって胸水症例全例に胸腔鏡を行うと中皮腫ほか悪性胸膜病変以外の症例に対し，必要のない侵襲を加える頻度が高くなるというジレンマに陥るわけであるが，少しでもより悪性病変の可能性が高い症例に対し生検を施行するために，画像的にはより胸膜の状態を正確に評価する必要がある。それには造影CTを試行し，多撮像断面を用いて，軽度不整に注意して読影するということは最低限行われるべきである。石綿曝露の指標となる胸膜プラークの有無に注意することも挙げられる。

良性石綿胸水

　良性石綿胸水とは，石綿曝露に関連して胸水貯留を来す疾患である。Eplerらによる診断基準は，①石綿曝露歴があること，②胸部X線写真あるいは胸水穿刺で胸水の存在が確認されること，③石綿曝露以外に胸水の原因がないこと，④胸水確認後3年以内に悪性腫瘍を認めないこと，という4項目を満たすことである[12]。よって診断は通常除外診断により，確定診断には3年間の経過観察が必要ということになるが，Hillerdal[13]らは，胸部CTなどの画像診断で詳細な臨床経過を観察した場合には，発症後1年の経過観察でもよいとしている。

良性石綿胸水の画像所見

　良性石綿胸水の画像所見については，まとまった報告がないのが現状であるが，われわれは36例の良性石綿胸水症例とIMIG分類におけるT1-2相当の早期中皮腫症例66例のCT所見を対比検討している[14]。石綿関連肺胸膜病変の有所見率（括弧内の％は早期中皮腫群での検討）は石綿肺17％（2％），胸膜プラーク92％（35％），円形無気肺44％（0％），びまん性胸膜

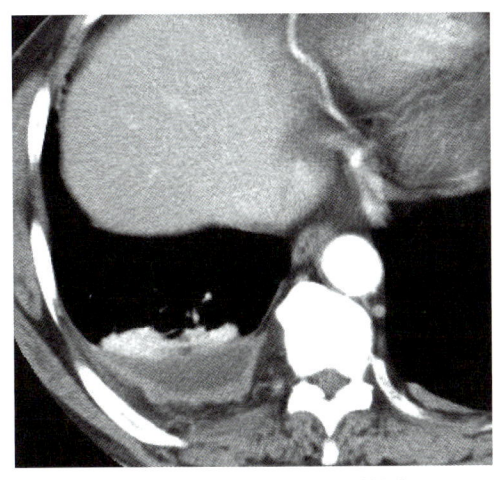

図12 良性石綿胸水（胸膜高度不整例）
70歳代男性（造影CT）：背側の胸膜は厚みが1cm近くに肥厚し，凹凸不整が目立っている。臓側胸膜に接して無気肺像を伴っている。悪性胸膜病変も考える所見であるが，胸腔鏡下生検で線維性胸膜炎の診断で，その後の経過観察でも増悪を認めなかった。

肥厚25％（2％）と，従来の中皮腫症例における石綿関連肺胸膜病変の有所見率に比しかなり高率であり，中皮腫症例に比し，胸水以外の石綿関連肺胸膜病変を高頻度に合併している。また中皮腫との鑑別に際し問題となる胸膜不整所見についても検討しており，胸膜の厚さについては，5mm未満の症例が56％と過半数を占めたが，5mm以上の症例も半数近くあり，1cmを超える症例も存在した（図12）。また中皮腫に比較的特徴的とされる縦隔側胸膜肥厚の所見は，早期中皮腫例の76％で認めたが，良性石綿胸水症例でも22％に認めた。しかし，この良性石綿胸水群での胸膜肥厚は軽度で，経過観察時のCTでほとんどの症例で消退しており，増強した症例は認めなかった（図13）。縦隔側胸膜にある程度の不整を有して，徐々に肥厚が増強するような症例では良性石綿胸水よりも中皮腫を念頭におくべきと考えられる。

15 胸膜肥厚・腫瘍の鑑別はどこでするのか？

びまん性胸膜肥厚[15]

良性石綿胸水に引き続いて起こることが多いが，やはり石綿曝露以外のさまざまな胸膜炎後に生じる可能性がある。びまん性胸膜肥厚の画像上の定義は次のごとくで，広範囲で肺の1葉以上を巻き込むような胸膜の線維化（臓側胸膜の病変で，壁側胸膜との癒着を来す）であり，範囲が1側の場合は胸郭全体の1/2以上，両側の場合は1/4を超えるものをさす。また石綿曝露以外でも発生するため，石綿曝露歴が明確であることを必要とするとされている。以前は，胸部単純X線写真での胸膜の厚さが一部で5mm以上必要とされていたが，2012（平成24）年に認定要件が改正され厚さに関する項目はなくなった。この画像での定義を満たし，石綿曝露作業への従事期間が3年以上あり，著しい呼吸障害を伴う場合，労災や救済法での保障対象となる。

びまん性胸膜肥厚の画像所見（図14）

胸部単純X線写真では，胸膜肥厚は側胸壁内側の比較的滑らかな厚みのある濃度上昇としてとらえられ，大多数において肋骨横隔膜角の鈍化が見られる。胸膜プラークのみの症例ではこの肋骨横隔膜角が保たれることが多く，この鈍化を認めた場合，びまん性胸膜肥厚合併を疑う所見となる。ただし単純X線写真のみでは胸膜肥厚の正確な範囲を同定することは難しく，診断には胸部CT所見を参考にすべきである。胸部CTではプラークのように限局した板状の胸膜肥厚ではなく，連続した広範な胸膜肥厚像を認め，同時に末梢肺との癒着性変化を伴っている。Schwartzら[16]は，びまん性胸膜肥厚群は胸膜プラーク群に比較して，有意に％肺活量，％

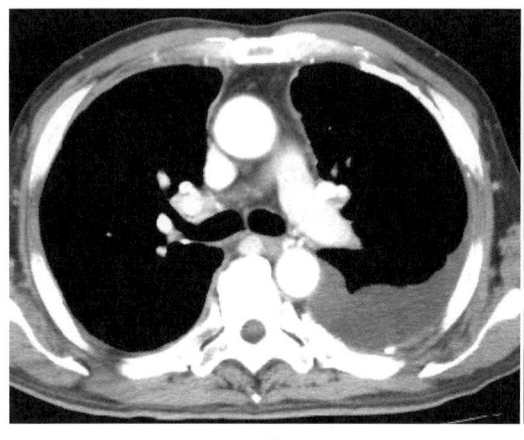

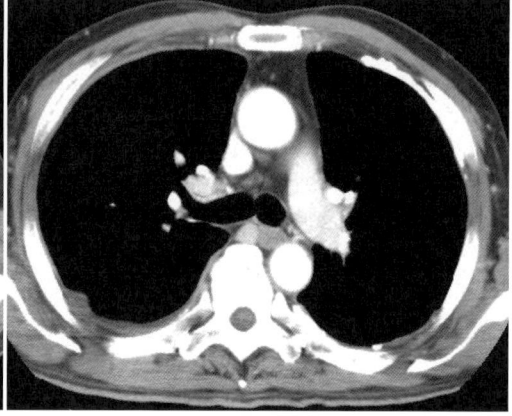

図13 良性石綿胸水（縦隔側胸膜肥厚例）
　60歳代男性（造影CT）：4月の胸部造影CTでは左胸水貯留を認め，左側には石灰化を伴う胸膜プラークを認める。縦隔側の胸膜は両側で軽度肥厚している。次に撮像された7月の造影CTでは，依然胸膜プラークを認めるが，左胸水は消失し，右胸水を少量認めている。縦隔側胸膜肥厚の所見はほぼ消失している。

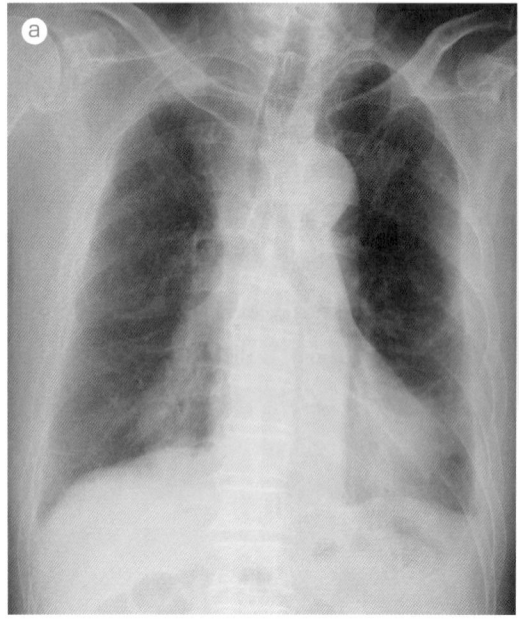

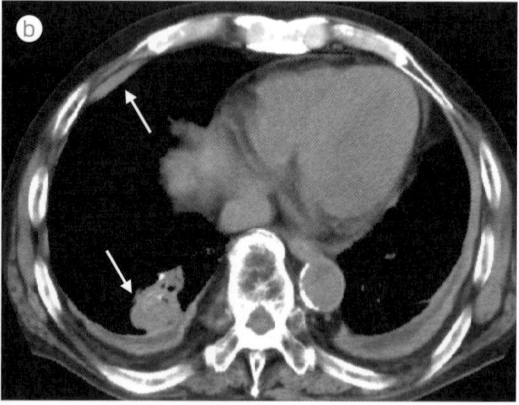

図14 びまん性胸膜肥厚
ⓐ 70歳代男性（胸部単純X線写真）：左側に肋骨横隔膜角の鈍化を認め，左胸郭の1/2を超える広範囲胸膜肥厚を伴っている。
ⓑ 70歳代男性（単純CT）：左肺優位に広範な胸膜肥厚を認め，左側では左胸郭の1/2を超えるような範囲に拡がっている。両側ともに少量の器質化した被包化胸水を伴っている。この胸水は1年以上の経過観察で，ほぼ変化を認めなかった。胸膜はかなり厚いが凹凸不整は認めない。右側では円形無気肺と胸膜プラークも認める（→）。

1秒量の低下を認めたが，1秒率は変わらなかったとしているが，びまん性胸膜肥厚による呼吸機能低下の主体は拘束性換気障害であり，広範な末梢肺と臓側胸膜の癒着が主たる原因になっていると考えられる。

胸膜肥厚・腫瘍の鑑別はどこでするのか？

ここまで石綿関連胸膜病変に関する鑑別を主に述べてきたが，改めて本稿でのこの問いに関して，これまで述べてきてことを踏まえて注意すべき点を挙げる。

① 胸膜不整の有無の適切な評価が基本

まずは，胸膜がはっきりした不整所見を有するかどうかが，腫瘍性肥厚と炎症性肥厚の基本となる鑑別点である。高度の凹凸を示すような胸膜不整所見やはっきりとした腫瘤形成が確認できれば，悪性胸膜病変の診断は画像のみで可能である。その際に注意しておくべきなのは，画像で診断できるのは悪性胸膜病変ということまでであり，肺野病変がないことのみを根拠に中皮腫とまでは診断できないということである。例えば偽中皮腫様腺癌といわれる一見胸膜病変のみの肺腺癌が存在しており，その除外には免疫染色を含めた組織診断が必要となる。

また胸膜不整の詳細な検討にはCTやMRIにおいて造影検査の追加が必須である。悪性胸膜病変ではよく胸水を伴うが，多くの場合は血性胸水であり，単純のみでは胸膜と胸水とのコントラストがつきにくい場合が多い。そのため，詳細な胸膜不整についての検討には造影が不可欠である。

② 縦隔側胸膜肥厚や葉間胸膜肥厚には特に要注意

縦隔側胸膜肥厚は悪性胸膜病変，その中でも胸膜中皮腫の初期病変で高頻度に認められ，中皮腫を疑う根拠となることが多い所見である。われわれのT1-2相当の初期中皮腫66例と良性石綿胸水36例の検討[14]でも，74％と高率に縦隔側胸膜に軽度不整所見を認めた。縦隔側でより胸膜肥厚が捉えやすい理由としては，胸壁側では壁側胸膜と連続して肋骨や肋間筋などの構造物が存在し胸膜の軽微な変化が捉えづらいのに対して，縦隔側には縦隔側胸膜に連続するのは縦隔脂肪のみであり，軽度の肥厚も描出されやすいということが考えられる。また通常陳旧性胸膜炎症例を思い出してもらえばよいが，胸壁側，その中でも背側優位に胸膜肥厚所見を認めることはよくあるが，縦隔側にまで及ぶような胸膜肥厚所見を認めることはほとんどない。

ただ良性石綿胸水の画像所見の解説中で示したが，良性石綿胸水でも22％に同様の所見を認めており，縦隔側胸膜肥厚を認めると即悪性疑いというわけにはいかない。しかし良性石綿胸水での胸膜肥厚は浮腫状で，それほど厚くないことが多い。さらに経過観察で，ほとんどの症例で肥厚は改善し，改善しない症例でもはっきりした増悪は認めない。すなわち縦隔側胸膜肥厚を認めた場合，かなり厚い場合や不整を伴う場合は，即生検を含めた精査の必要があり，軽微な場合には経過観察が重要である。さらに肥厚が増悪するようであれば，積極的に胸腔鏡下生検を施行すべきであると考える。また前述のわれわれの検討[14]において葉間胸膜肥厚の所見は55％程度にしか認めなかったが，良性石綿胸水では1例も認められず，悪性所見としての信頼度が高かった。癌性胸膜炎の診断においても同様であるが，葉間胸膜の不整所見には特に注意しておく必要がある。

③ 胸水のみ症例の取り扱い

造影検査も施行し良好な画像を得て，縦隔側胸膜や葉間胸膜に注意して詳細に画像を検討したとしても，まったく胸膜不整所見を認めない症例，すなわち胸水のみの症例がある。その場合良性胸膜病変である可能性が高まるわけであるが，常に念頭においておかねばならないのが，早期悪性胸膜病変である。われわれが行った中皮腫診断時CT所見の検討で，19％の症例ははっきりとした悪性所見を呈していなかったと示したが，画像所見のみで悪性胸膜病変を除

外し，良性と診断することは現状では不可能である．しかし一方，画像で不整を認めない初期中皮腫症例こそ，外科的手術を含めた積極的治療のよい適応であり，実際はっきりと不整を呈する症例よりも予後が良い．したがって，特に中皮腫など悪性病変の診断がつけば，外科的治療を含め積極的治療が行えるような比較的若年者でPSの良い症例においては，画像で悪性所見を認めないから，まずは経過観察とするのではなく，原因がはっきりしない胸水についてはまず胸水の性状はチェックして，さらに胸水穿刺の結果をふまえ，石綿曝露歴など総合的に判断して積極的に胸腔鏡下生検を行うべきであると考える．

おわりに

「胸膜肥厚・腫瘤の鑑別はどこでするのか」という題をいただいたが，筆者が本音で語るだけの経験を最も持ち合わせている石綿関連疾患の鑑別を中心とした内容にしてしまい，編者の意図と少し異なったかもしれない点をお詫びさせていただく．ただ，石綿関連疾患での鑑別は，その他疾患での鑑別点と重なるところも多い．また，悪性胸膜病変の中で転移性腫瘍は外科的治療の適応がなく，まれな疾患ではあるが，中皮腫の場合，早期診断が積極的外科治療も含めた根治治療の可能性もあるという点からは悪性胸膜病変として中皮腫を主に考えるのは意味があると思われる．今回はほとんど触れていないが，中皮腫やびまん性胸膜肥厚など石綿関連疾患は，労災や救済の対象となり，その認定の中で胸膜プラークの有無など画像が果たす役割が大きいことからも，これらの所見に精通して，胸膜病変の良悪の鑑別を進めて行くことは重要であると考える．

鑑別診断のポイント

1. 胸膜プラークは石綿曝露に特異的所見であり，石綿関連疾患の診断における石綿曝露の医学的指標として用いられており，その特徴に精通しておく必要がある．
2. 胸膜病変の良悪の鑑別に際し，詳細に胸膜不整を評価するにはCT/MRI検査施行時に造影検査が必須である．
3. 胸膜中皮腫初期には，縦隔側胸膜のみに軽微な肥厚所見を認める場合があり，注意が必要である．
4. 胸水のみで胸膜不整を伴わない場合にも悪性胸膜病変初期像の可能性があり，胸水細胞診やヒアルロン酸など腫瘍マーカや石綿曝露歴も参考にしつつ，積極的な胸腔鏡下胸膜生検も念頭において診療する必要がある．

【文献】

1) Epler GR, McLoud TC, Gaensler EA. Prevalence and incidence of benign asbestos pleural effusion in a working population. JAMA 1982；247：617-22.
2) Peacock C, Copley SJ, Hansell D. Asbestos-related benign pleural disease. Clin Radiol 2000；55：422-32.
3) Sheers G. Asbestos-associated disease in employees of Devonport dockyard. Ann New York Acad Sci 1979；330：281-7.

4) al Jarad I, Poulakis N, Pearson MC, et al. Assessment of asbestos-induced pleural disease by computed tomography--correlation with chest radiograph and lung function. Respir Med 1991 ; 85 : 203-8.
5) Van Cleemput J, De Raeve H, Verschakelen JA, et al. Surface of localized pleural plaques quantitated by computed tomography scanning. Am J Respir Crit Care Med 2001 ; 163 : 705-710.
6) Boraschi P, Neri S, Braccini G, et al. Magnetic resonance appearance of asbestos-related benign and malignant pleural diseases. Scand J Work Environ Health 1999 ; 25 : 18-23.
7) Schneider DB, Clary-Macy C, Challa S, et al. Positoron emission tomograohy with f18-fluorodexoxyglucose in the staging and preoperative evaluation of malignant pleural mesothelioma. J Thoracic Cardiovasc Surg 2000 ; 120 : 128-33.
8) Maasilta P, Vehmas T, Kivissari L, et al. Correlations between findings at computed tomography (CT) and at thoracoscopy/thoracotomy/autopsy in pleural mesothelioma. Eur Respir J 1991 ; 4 : 952-4.
9) Takagi K, Tsuchiya R, Watanabe Y. Surgical approach to pleural diffuse mesothelioma in Japan. Lung Cancer 2001 ; 31 : 57-65.
10) 加藤勝也. レントゲン及びCT画像からの解析. 平成17年度厚生労働科学特別研究中皮腫と職業性石綿ばく露に関する研究報告. 2006：27-32.
11) Metintas M, Ucgun I, Elbeck O, et al. Computed tomography features in malignant pleural mesothelioma and other commonly seen pleural diseases. Eur J Radiol 2002 ; 41 : 1-9.
12) Epler GR, McLoud TC, Gaensler EA. Prevalence and incidence of benign asbestos pleural effusion in a working population. JAMA 1982 ; 247 : 617-22.
13) Hillardal G, Ozesmi M. Benign asbestos pleural effusion. Eur J Respir Dis 1987 ; 71 : 113-21.
14) Kato K, Kishimoto T, Gemba K, et al. Evaluation of CT findings of malignant pleural mesothelioma in the early stage and benign asbestos pleural effusion. Euro Congress of Radiol. Vienna, 2011（abstract）.
15) 岸本卓巳. 胸膜疾患, 職業性石綿ばく露と石綿関連疾患：基礎知識と労災補償. 東京：三信図書, 2002：185-211.
16) Schwartz DA, Galvin JR, Dayton CS. Determinants of restrictive lung function in asbestos-induced pleural fibrosis. J Appl Physiol 1990 ; 68 : 1932-7.

索 引

英 文

AIP ……………………………………88
air crescent sign ………………………61
ARDS …………………………………88
combined pulmonary fibrosis and
　emphysema（CPFE）………………94
COP ………………………………88, 91
crazy-paving pattern …………………52
CRP diagnosis …………………………86
CT halo sign ……………………61, 62
Cytomegalovirus（CMV）……………95
diffuse alveolar damage（DAD）
　類似型 ……………………………99
feeding vessel sign ……………………63
Felsonによる縦隔区分 ………………18
ground glass attenuation（GGA）
　……………………………………109
halo …………………………………115
high-resolution CT（HRCT）
　………………………………96, 106
Horner症候群 ………………………15
immature teratoma …………………34
IPF ……………………………………74
IPF/UIP …………………………83, 84
mature teratoma ……………………34
meniscus sign ………………………59
mucosa-associated lymphoid
　tissue（MALT）リンパ腫 …25, 32
multiple endocrine neoplasia
　（MEN）……………………………7
Mycobacterium avium complex
　（MAC）…………………………106
Mycobacterium kansasii ……………117
NSCHL …………………………30, 32
NSIP ……………………………83, 84
PM/DM ………………………………78
PMLBL …………………………29, 32
Rendu-Osler-Weber病 ……………119
Sjögren syndrome ……………………32
SLE ……………………………………77

small round cell tumor ………………25
SSc ……………………………………77
target appearance ……………………10
TLL …………………………………30, 32
tree-in-bud …………………………40
tree-in-bud appearance ………………57
tree-in-bud pattern …………………48
T細胞性リンパ芽球性リンパ腫/
　白血病 ………………………30, 32
UIPパターン …………………………75

和 文

【あ〜お】

悪性胚細胞腫瘍 ………………19, 35
悪性リンパ腫 …………………19, 28
アレルギー性気管支肺アスペルギ
　ルス症 ……………………………57
アレルギー性気管支肺真菌症 …57
石綿関連胸膜病変 …………………123
ウイルス肺炎 ………………………51
エアー・ブロンコグラム 110, 111
横隔神経 ……………………………25
横隔神経腫瘍 ………………………14

【か〜こ】

過誤腫 ………………………………108
活動性病変 …………………………66
カルチノイド ………………………108
関節リウマチ ………………………76
乾酪壊死物質 ………………………39
気管支肺炎 …………………………48
器質化肺炎 ……………………91, 110
気腫合併肺線維症 …………………94
急性間質性肺炎 ……………………88
急性呼吸窮迫症候群 ………………88
胸郭入口部神経原性腫瘍 …………10
胸髄神経根腫瘍 ……………………15
胸腺カルチノイド …………………33
胸腺癌 ………………………………19
胸腺脂肪腫 …………………………26
胸腺脂肪肉腫 ………………………26
胸腺腫 ………………………………19
胸腺上皮性腫瘍 ………………19, 32
強皮症 ………………………………77
胸膜中皮腫 …………………………125
胸膜プラーク ………………………123
菌球 …………………………………59
菌球型肺アスペルギルス症 ………59
空間的 ………………………………84
空気気管支像 ………………………110

偶発甲状腺腫 …………………1, 2	線維化 ………………………86	びまん性胸膜肥厚 ……………129
クリプトコッカス症 ……………116	腺腫様甲状腺腫 …………………5	びまん性肺胞傷害 ………………52
結核 …………………112, 117	全身性エリテマトーデス ………77	びまん性肺胞傷害類似型 ………99
血管肉腫 ………………………115	側枝領域 ………………………48	扁平上皮癌 …………108, 109
結節硬化型古典的Hodgkinリンパ	粟粒結核 ………………………61	放射線肺障害 ……………………97
腫 ……………………30, 32	【た〜と】	放線菌症 ………………………118
ゲフィチニブ ……………………96	大細胞神経内分泌癌 …………108	蜂巣肺 …………………………84
抗ARS抗体陽性 ………………85	大葉性肺炎 …………………47, 56	ポップコーン状の石灰化 ……108
硬化性血管腫 …………………108	多発性筋炎・皮膚筋炎 …………78	【ま〜め】
交感神経腫瘍 …………………15	多発性内分泌腫瘍症 ……………7	マイコプラズマ肺炎 ……………47
交感神経由来の腫瘍 ……………14	蔓状神経線維腫 …………………9	正岡・古賀臨床病期分類 ………24
膠原病 …………………………83	低分化腺癌 ……………………108	慢性過敏性肺炎 …………79, 80
膠原病肺 ………………………75	転移性肺腫瘍 …………………109	未熟型奇形腫 …………………34
甲状腺癌 ………………………3	特発性器質化肺炎 ………………88	未分化癌 …………………………6
甲状腺原発悪性リンパ腫 ………6	【に〜の】	迷走神経 ………………………25
高分解能CT …………96, 106	乳頭癌 ……………………………4	迷走神経腫瘍 …………………11
【さ〜そ】	ニューモシスチス肺炎 ……60, 95	迷走神経神経線維腫 …………12
細菌性肺炎 ………46, 55, 57, 60	粘液産生性の腺癌 ……………112	【り〜ろ，わ】
サイトメガロウイルス肺炎 ……95	囊胞性病変 ……………………20	良性石綿胸水 …………………128
散布巣 …………………………112	ノカルジア症 …………………118	レジオネラ肺炎 …………………50
シェーグレン症候群 ………32, 78	【は〜ほ】	肋間神経腫瘍 …………………16
時相 ……………………84, 86	肺炎クラミドフィラ ……………51	濾胞癌 ……………………………5
脂肪腫 …………………………26	肺化膿症 ………………………59	濾胞腺腫 …………………………5
脂肪肉腫 ………………………26	肺カンジダ症 ……………61, 62	腕神経叢 ………………………10
縦隔（胸腺）原発大細胞型B細胞	肺気腫 …………………………109	腕神経叢腫瘍 …………………14
性リンパ腫 ……………29, 32	肺クリプトコッカス症 ……58, 62	
小細胞肺癌 ……………………36	肺結核腫 ………………………58	
娘枝領域 ………………………48	肺結核症 …………57, 60, 61, 63	
小葉中心性結節 …………………49	敗血症性肺塞栓症 …………63, 119	
小葉中心性粒状影 ………………41	胚細胞性腫瘍 …………………32	
所見の均一 ……………………86	肺転移 …………………………115	
神経原性腫瘍 …………9, 20, 32	肺内リンパ節 …………………107	
神経内分泌腫瘍 …………………19	肺膿瘍 …………………………59	
侵襲性肺アスペルギルス症 ……61	肺ムーコル症 ……………………62	
浸潤性胸腺腫 ……………………24	発生神経の同定 …………………10	
すりガラス影 …………………109	非活動性病変 ……………………66	
成熟奇形腫 ……………19, 26, 34	非結核性抗酸菌症　106, 112, 117	
星状神経節 ……………………14	非定型肺炎 ……………………46	
星状神経節腫瘍 …………………13		
石灰化 …………………………111		

見る・診る・語る
呼吸器画像診断のコツ ＜検印省略＞

2015年4月10日　第1版第1刷発行

定価（本体5,700円＋税）

編集者　酒　井　文　和
発行者　今　井　　良
発行所　克誠堂出版株式会社
〒113-0033　東京都文京区本郷3-23-5-202
電話　(03)3811-0995　振替 00180-0-196804
URL　http://www.kokuseido.co.jp/

ISBN978-4-7719-0442-2 C3047　￥5700E　　印刷　三報社印刷株式会社
Printed in Japan ©Fumikazu SAKAI, 2015

- 本書の複製権・翻訳権・上映権・譲渡権・公衆送信権（送信可能化権を含む）は克誠堂出版株式会社が保有します。
- 本書を無断で複製する行為（複写，スキャン，デジタルデータ化など）は，「私的使用のための複製」など著作権法上の限られた例外を除き禁じられています。大学，病院，診療所，企業などにおいて，業務上使用する目的（診療，研究活動を含む）で上記の行為を行うことは，その使用範囲が内部的であっても，私的使用には該当せず，違法です。また私的使用に該当する場合であっても，代行業者等の第三者に依頼して上記の行為を行うことは違法となります。
- JCOPY ＜(社)出版者著作権管理機構　委託出版物＞
  本書の無断複写は著作権法上での例外を除き禁じられています。複写される場合は，そのつど事前に(社)出版者著作権管理機構（電話 03-3513-6969, Fax 03-3513-6979, e-mail：info@jcopy.or.jp）の許諾を得てください。